ハーバード

医学教授が教える

健康の正解

ハーバードメディカルスクール教授
サンジブ・チョプラ
デビッド・フィッシャー
櫻井祐子＝訳

ダイヤモンド社

THE BIG FIVE
Five Simple Things You Can Do to
Live a Longer, Healthier Life
by
DR. SANJIV CHOPRA with DAVID FISHER

はじめに

——「最も信頼性の高い研究」からわかったこと

医師になってからもう40年あまりになる。

私にとって医師という職業は、たんなる仕事やキャリアを超えた天職だ。この仕事を愛していて、患者さんのケアをすることを人生の目的であり、生きがいと感じている。

患者さんの既往《きおう》をくわしく調べ、知識と経験をもとに診察を行い、診断を下し、治療計画を立てる。治療を任せてもらえるのはじつに光栄なことだ。また私はアメリカ各地や海外の多くの国で、医学教育にも携《たずさ》わってきた。

この仕事を始めたころは、医学と医療はいまよりずっと単純だったが、ここ40年間で事情は大きく様変わりしている。

たとえば、エイズという現代病が出現し、最初の症例が報告された1981年から2013年までのあいだに、世界全体で3900万人もの命が奪われた。

1980年代にエイズと診断されるのは、死亡宣告と同じだった。**ところがいまでは1**

日1錠の薬を飲めば、健康的で充実した生活を送ることができる。バスケットボール界のレジェンド、マジック・ジョンソンがその好例だ。彼は1991年にHIV感染を発表したが、それから四半世紀ほどたったいまも多方面で活躍している。

■研究には「信頼性の高い」ものとそうでないものがある

医学の進歩は枚挙にいとまがない。有効なワクチンの開発もそのひとつだ。現在、世界には4億人のB型肝炎持続感染者がいる。B型肝炎は肝硬変や肝不全の原因となるほか、世界のがんによる死因の第3位を占める肝がんに進行するおそれがある。

B型肝炎ワクチンは、ある意味では世界初のがん予防ワクチンといってもいいだろう。乳幼児のB型肝炎ワクチン接種を20年前に義務化した台湾では、小児原発性肝がんの死亡率が75%も低下した。

がんや冠動脈性心疾患、肥満、糖尿病、アルツハイマー病、その他の慢性疾患についても、**新しい知見が目をみはるほどのペースで明らかになっている。**画期的な発見や治療法は、優れた共同研究から生まれることもあれば、偶然の魔法によって明らかになることもある。たとえばペニシリンやヘリコバクター・ピロリ菌は、そうした幸運な偶然から発見された。

科学的研究にもいろいろあるが、なかでも**「ランダム化・二重盲検・プラセボ対照試験」が、最も学術的価値が高い**とされる。* 得られた結果は信頼性が高く、権威ある医学雑誌に掲載されることも多い。

一方で、**適切に実施された大規模な「疫学的分析」からも、すばらしい洞察が得られる**ことがある。疫学《えきがく》とは、発生率や分布などのパターンを調べることによって、特定の集団における健康や病気の原因を探る学問をいう。

適切に行われた疫学研究は、主要な疾患の危険因子や、ときには原因の手がかりさえも明らかにする。その結果をもとに政策決定が下され、実行されれば、多くの人の健康が守られる。

たとえば１９４８年に始まった「フラミンガム心臓研究」は、そうした疫学研究のなかでも最も有名なもののひとつだ。もとはマサチューセッツ州フラミンガムの30～62歳の住民から無作為に選ばれた５２０９人を対象に開始され、いまではその孫の世代まで含む長

＊ランダム化・二重盲検・プラセボ対照試験：研究対象の集団を無作為に複数に分け（ランダム化）、被験者に割り当てられた処置を観察者にも被験者にも知らせずに（二重盲検）、試験薬と薬効成分を含まないダミー薬を用いて（プラセボ対照）比較試験を行う方法。

期の研究で、喫煙や食事、運動、肥満、一般的な治療薬（アスピリンなど）が健康と病気に与える影響や、心臓疾患に関する貴重な知見を提供している。

このデータをもとに、これまで1000を超える医学論文が発表されている。

■決定的なエビデンスのある「本当に体にいいこと」

医学はいまも私の心をとらえて離さない。ひとくちに医学といっても、幹細胞《かんさいぼう》や再生医療のような高度で華々しいイノベーションから、**数百万、数十億もの人たちにめざましい効果を長期的にもたらす行動や習慣**まで、さまざまだ。

この本では私が「ビッグファイブ」と呼ぶ5つの習慣、つまりコーヒー、ビタミンD、運動、ナッツ、瞑想のすばらしい健康効果の根拠を紹介し、説明しよう。

決定的な科学的証拠（エビデンス）がそろっている。コーヒーを飲み、正常範囲内で高めのビタミンD濃度を保ち、定期的に運動し、1日数分瞑想し、1つかみのナッツを食べる習慣が体にとてもよいと、私は確信している。

もちろん、こうした習慣が誰にも問題を生じないというわけではない。ひどいナッツアレルギーの人や、1日3、4杯もコーヒーを飲むと眠れなくなったり震えが起こるという人も、なかにはいるだろう。でもそれ以外の圧倒的大多数の人は、「ビッグファイブ」を日課にすることで、健康を大いに促進、維持し、寿命を延ばすことさえできるのだ。

ビッグファイブの効果は、数十年前から研究されている。この本で紹介するように、**これらを生活に取り入れるだけで大きな効果が得られる**ことが、数千、数万の人を対象とする適切に設計された多くの研究から明らかになっている。

紹介したいのはなぜそうなるのかという理屈やしくみではなく、「こうするとどうなるか」を示す実世界のデータだ。

研究成果の質は、データと研究者の質によって決まるため、ここでは小規模な研究や、コーヒーやナッツ、ビタミンＤの販売業者が資金を提供したような研究は基本的に取りあげない。それでこそ、「生活にビッグファイブを取り入れている人は、そうでない人に比べて、実証された健康効果が期待できる」と断言できるわけだ。

患者さんや友人には、いつもこんなふうに勧めている。

「気持ちよく晴れた日には、お気に入りの喫茶店まで早足で歩きましょう。コーヒーを味わい、小腹が空いたら１つかみのナッツをどうぞ。これで、運動をし、日光を浴びて体内でビタミンＤを合成し、コーヒーを飲み、ナッツを食べたことになりますよ。簡単でしょう」と。

■「健康」と「長寿」をつかむ生活習慣

体によいといわれる習慣は、もちろんほかにもたくさんある。たとえば地中海式ダイエットが健康にとてもよいことを示すエビデンスが、次々と明らかになっている。

イギリスの医学誌『ブリティッシュ・メディカル・ジャーナル』に最近掲載された大規模な研究によると、**地中海式ダイエットを忠実に実行した人ほど、細胞の寿命を示すテロメアが長かった**。これはとても示唆《しさ》に富む研究で、これからもテロメアと長寿の関連性に着目した多くの科学的研究が発表されることだろう。

だがビッグファイブとは異なり、特定の食事法は人によっては重篤な副作用について考慮する必要がある。そのため、そうしたものは本編では取り上げなかった。

ただしビッグファイブを生活に取り入れるにあたっても、賢明な判断は必要だ。定期的な運動プログラムを開始する前にはトレーナーと相談して、自分にいちばん効果のある方法や自分の限界を知っておくなど、専門家の意見に耳を傾けよう。コーヒーを1杯増やすと、体調がどう変わるのか、1日のリズムにどう影響するかを感じとろう。ビタミンDが不足しているのか、サプリメントをとるべきかどうかを、主治医に聞いてみよう。ナッツを食べるのは、アレルギーのないことを確かめてからにしよう。

とはいえ、**手軽にお金をかけずに健康を保つ方法を探している人には、ビッグファイブを毎日の生活習慣に取り入れることをぜひとも勧めたい。**

この本の情報が役に立つことを願っている。アドバイスを心に留め、健康で長生きしてほしい。読者のみなさんと家族や友人が、健康と長寿という最高の贈り物を手に入れることを心から祈っている。

CONTENTS

ハーバード医学教授が教える　**健康の正解**

はじめに――「最も信頼性の高い研究」からわかったこと

研究には「信頼性の高い」ものとそうでないものがある ― 2
決定的なエビデンスのある「本当に体にいいこと」 ― 4
「健康」と「長寿」をつかむ生活習慣 ― 6

LECTURE 1

医師として断言できる「究極の飲み物」
――「数百の化学成分」が膨大な効果をもたらす

コーヒーは「体にいい」か「悪い」か？ ― 20
たくさ飲む人は「いいこと」をしている ― 21
「がん」「虫歯」「認知症」を予防する ― 23

4杯飲む人の「死亡率」が16%低かった —— 24
「疫学研究」が説得力のある知見をもたらす —— 26
「アルコール性肝硬変」のリスクを下げる —— 28
「肝臓」を保護する驚きの効果 —— 30
「肝細胞がん」リスクの50%以上の低下が示唆された —— 32
「性ホルモン」のレベルに影響を及ぼす —— 33
メタアナリシスでも「糖尿病」の予防効果を確認 —— 35
「たくさん」飲むほど効果があった —— 37
「心臓発作」「脳卒中」のリスクも下がる —— 38
「不整脈」「心拍異常」についての予想外の研究結果 —— 40
さまざまな「がん」のリスクが下がる —— 42
「認知機能」向上の効果が多くの研究で示されている —— 44
3〜5杯で「アルツハイマー病」のリスクが65%低かった —— 46
「うつ病」と「自殺」にも予防効果あり —— 47
頭がよくなり、やせて、運動能力が高まる —— 48
「筋持久力」が有意に向上 —— 50
「集中力」「注意力」をめざましく高める —— 52
愛飲者は「虫歯」の発生率が有意に低かった —— 54
動物実験で「白内障」への効果を確認 —— 55
コーヒーのカフェインは紅茶やコーラの「3・5倍」 —— 57

LECTURE 2

これを「自分の体」で大いに生成せよ

──いま医学界で最もホットな研究の秘密

ドーパミンの「脳内濃度」を高める ― 58
飲みすぎると「心不全」リスクが心配 ― 60
カフェインは「カルシウムの吸収」を妨げてしまう ― 61
デメリットを避けるには、夕方以降は飲まない ― 63
どれだけの「量」を飲むべきか？ ― 65
ほとんどの健康的な成人にとって「4杯」は安全 ― 66
Pick up：研究結果より
「コーヒー」は脳や心臓から歯にまでいい ― 68
誰もが「ビタミンD」をもっととる必要がある ― 72
医学界で注目されている新しい分野 ― 73
そもそも「ビタミン」とは何なのか？ ― 74
ビタミンDは「ホルモン」である ― 76
日光に当たるのが「ベスト」の方法 ― 77

次々と「骨折」が起こった理由 ― 79
「妊婦」や「子ども」の重篤な疾患を予防する ― 80
摂取量によって「結腸がん」の発生率が半分だった ― 82
「多発性硬化症」に日光曝露量が関与している ― 84
北へ行くほど「前立腺がん」の死亡率が高かった ― 86
「がん」の発生率を下げるという事実 ― 88
「炎症」を抑制するスイッチを入れている？ ― 90
「紫外線」に意外な効果があった ― 91
「血圧」にも「心臓」にもいいという研究結果 ― 93
「死亡・脳卒中」になる確率が77％高かった ― 94
減塩よりも「血圧」を下げる効果が大きい ― 96
「1型糖尿病」のリスクがこんなに簡単に下がる ― 98
ビタミンDは強力な「免疫調整物質」である ― 101
「認知機能」とはどう関連しているのか？ ― 102
「アルツハイマー病」の原因の除去を助ける ― 104
「認知症」発症への大きな影響 ― 105
「骨の強化・維持」に重要な役割を果たしている ― 107
高齢者の「骨折」と「転倒」が減った ― 109
風邪やインフルエンザに「予防接種」以上の効果があった ― 111
高用量補充が「すべての肺結核患者」に効いた ― 113

「死亡率が下がった」というさまざまな研究結果 ― 115
「日焼け止め」はビタミンD生成を妨げる ― 117
食事からコンスタントにとるのは難しい ― 120
無理に多くをとる必要はない ― 122
毎日「20～30分」日に当たること ― 123
「莫大な量」を摂取するとリスクもある ― 126
私は毎日「４０００ＩＵ」をとっている ― 128
Pick up：研究結果より
「ビタミンＤ」で頭から骨まで変わる ― 129

LECTURE 3

人生を本当に変えてしまう「シンプルな習慣」

――簡単なのに超強力な健康のメソッド

「運動せよ」が医師として最良のアドバイス ― 132
運動は超強力な「クスリ」である ― 133
「週１５０分の早歩き」で４年半寿命を延ばせる ― 135
車掌の「心臓発作」の確率は運転手の半分だった ― 136

「心臓疾患」を予防する効果がある — 138
「うつ」「不安」「糖尿病」への効果も明らかに — 139
「ウエイト」で男性のがん死亡率が3分の1低下した — 141
薬物と同じくらい「うつ」に効く — 144
「記憶」をつかさどる部位への血流が増加 — 145
「暗記」が20%スピードアップした — 147
「心血管疾患」「糖尿病」リスクを大幅に低減 — 149
「する人」と「しない人」の差は加齢とともに拡大する — 151
「激しい運動」をする必要はない — 153
同じ距離なら走るより「歩く」ほうがいい — 155
走る人は「全死因死亡率」が劇的に低かった — 157
筋トレは薬物と同等以上に「骨」まで強くする — 159
好きな運動を「週3回、1回20分」する — 161
最低基準は「1日20分」の早歩き — 163
ふだんの生活に運動を取り入れるリスト — 164
Pick up：研究結果より
「運動」は体力と気分を改善する奇跡のクスリ — 166

LECTURE 4

あまりに無駄のない「驚異の食べ物」

——長く生きるために毎日食べよ

「ナッツ」は殻以外ほとんど無駄がない —— 170
太るどころか「やせる」 —— 171
週5回以上食べる人は「心臓発作」のリスクが半分だった —— 173
男性の「全死亡」と「心臓突然死」の確率が低下した —— 175
心臓だけでなく「メタボ」にも効く —— 176
「悪玉コレステロール」数値が下がった —— 178
週1回でも女性の「2型糖尿病」に効果があった —— 180
有益な「生物活性化合物」が多く含まれている —— 181
週2回で女性の「膵がんリスク」が大幅に低下した —— 183
多く食べるほど「寿命」が長くなる —— 184
30年間の「全死因死亡率」が20%低かった —— 186
アーモンドで「体重の調整」ができる —— 188
ピーナッツは「筋痙攣」を防ぐ —— 190
ピスタチオは「悪玉コレステロール」を抑える —— 191
クルミは「抗酸化物質」が最も多い —— 193

カシューナッツは「胆石」のリスクを下げる ― 195
結局「ココナッツオイル」は体にいいのか悪いのか？ ― 196
1日「28〜57グラム」がちょうどいい ― 199
Pick up：研究結果より
「ナッツ」の常食でやせて長生きできる ― 201

LECTURE 5

「瞑想」の明らかな力を生かす
――脳と体を劇的に変える「静寂の時間」

「瞑想」は数千年以上前から人類を助けてきた ― 204
それは「科学」とは相いれないのか？ ― 205
1日「15〜30分」の瞑想で人生が大きく変わる ― 207
瞑想をする「4つの方法」 ― 209
ストレスを軽減し「血圧」を下げる ― 212
「脳が変化する」というエビデンス ― 214
長寿のカギ「テロメア」にも好影響があった ― 216
「IQ」のスコアが有意に上昇 ― 218

「血圧」の低下とのあいだに関連性が見られた — 220
「心理的苦痛」が改善する — 221
「抗うつ薬」と同等の効果があり、副作用はない — 223
マインドフルネスで「脳の灰白質」の密度が上がった — 225
「不安」「ストレス」「慢性痛」「不眠」を軽減する — 227
「過敏性腸症候群」の重症度が低下した — 229
「たばこ」を吸う数が60%減少 — 230
「体に染みついた習慣」を変える — 232
「集中力」「記憶力」のスコアが向上 — 234
「タスク」に取り組める時間が長くなった — 235
朝昼の静寂の時間で「成績」が上がった — 236
どうしようもなく「しあわせ」になる — 239
あなたが瞑想を始めるべき「科学的」理由 — 240
1回「20分程度」が推奨されている — 242
Pick up：研究結果より
「瞑想」でストレスと病気から解放される — 244

LECTURE 6

「次点」はこれだ

──「最高の食事法」は何か？

「アスピリン」を持ち歩くと命が助かるかもしれない ── 248
急に判明した驚くべき「特効薬」のすごさ ── 250
「がん」のリスクが25%下がった ── 251
「常用」には重篤な疾患のリスクがある ── 253
「心臓発作」「脳卒中」の既往がある人には推奨できる ── 255
「食事法」は何がベストか？ ── 258
「地中海式ダイエット」は総死亡率が低かった ── 260
「パレオダイエット」は穀類と乳製品をとらないのが疑問 ── 262
「ビーガン食」が合うか合わないかは人による ── 263
どんな「食事法」もエビデンスに欠ける ── 264
Pick up：研究結果より
「アスピリン」と「食事法」はうまく利用せよ ── 266

訳者あとがき ── 268

本文中の＊は訳注を表す。

LECTURE 1

医師として断言できる「究極の飲み物」

「数百の化学成分」が膨大な効果をもたらす

コーヒーは「体にいい」か「悪い」か？

アメリカ人はコーヒーが大好きだ。アメリカは1日に約4億杯ものコーヒーを消費する、コーヒーの一大消費国だ。アメリカの成人の83%がコーヒーを飲むといわれる。コーヒー1杯を約280ミリリットルとすると、アメリカ人は1人あたり1日平均3杯ほどのコーヒーを飲んでいる。コーヒーを飲む人は、年間で平均1100ドルほどをコーヒーに費やしている計算になる。

コーヒーは究極の強壮ドリンクだ。朝に体をしゃっきりさせるために1杯飲み、昼に元気を出すためにもう1杯飲む。アマゾンの創業者でCEOのジェフ・ベゾスもいう。

「シアトルでは、動いているミシンの針穴に糸を通せないうちは、コーヒーを飲み足りていないということになる」

コーヒーを愛するのは、もちろんアメリカ人だけではない。**全世界で1日あたり推定22億5000万杯のコーヒーが飲まれている**。コーヒーは主に、おいしいし、元気が出るからという理由で飲む人が多い。深夜のトーク番組で長年司会を務めたデビッド・レターマンも、「もしこの世にコーヒーがなかったら、私には個性というものがなくなってしまう」

といっている。

スターバックスが華々しい成功をおさめ、それに続けとばかりに全米に2万5000軒ものコーヒーショップがオープンし、特別な淹《い》れ方やブレンドのコーヒーが手に入りやすくなり、また手軽なコーヒーメーカーができたおかげで、かつて地味だったコーヒー業界は、食品・飲料業界のなかでも成長著しい分野になり、いまや年間数十億ドル規模の市場に成長している。

地元のコーヒーショップに毎日立ち寄るのを、私ほど楽しみにしている人もいないだろう。コーヒーをテイクアウトするだけでなく、友人たちと顔を合わせ、言葉を交わすのが楽しいのだ。

たくさん飲む人は「いいこと」をしている

だがいちばん大切な理由のためにコーヒーを飲む人は、ほとんどいない。コーヒーは、じつは体にとてもよいのだ。

医師として、また肝臓専門医として、私はそう断言できる。

実際、コーヒーほど健康的な飲み物はないだろう。でも信じない人が多い。私がそういうと、ジョークと勘ちがいしてオチを待っている人がいるほどだ。

肝障害について講演をするとき、いつも「コーヒーを1日2杯以上飲む人はいますか」と聞くことにしている。男女とも、ほとんどの人が手を挙げる。

「なるほど」といって、こう質問する。「では、4杯以上飲む人は？」

みんな次々と手を下ろし、そんなにコーヒーを飲む人の顔を見てやろうと、周りを見回し始める。

最後に「1日6杯以上飲む人はいませんか？」と尋ねると、会場がざわめき、それから度胸のある数人が、うしろめたそうにゆっくり手を挙げる。そこで私は聴衆にいうのだ。

「知っていますか？　コーヒーは健康によいのです！　**たくさん飲む人は、体にとてもよいことをしている**んですよ」

それなのに、コーヒーは体によいどころか、害があると思っている人がほとんどだ。

昔はコーヒーの飲みすぎは、心臓発作に始まり、出生異常、膵《すい》がん、骨粗鬆症《こつそしょうしょう》、体重増加、高血圧、流産までのあらゆる健康障害と関係があると思われていた。

たしかに不眠症や震え、多少の血圧上昇、胸やけを覚える人はいるし、トイレが近くなるのは事実だ。だからコーヒーを飲む量を抑え、体によくないからとがまんしている人が多い。どこへ行ってもこんなことをいわれる。「先生、昔は1日2杯飲んでいましたが、もうほとんど飲んでいません。カフェインが入っているし、体に悪いんでしょう？」

「コーヒーは体に悪い」というのは誤解だというエビデンスが山のようにあり、毎日のように新しい研究成果が積み上がっているのに、信じようとしないのだ。

実際、ほとんどの人はコーヒーに重病を予防する効果があることを知りもしないし、事実を知ってもなお疑わしげで、信じられないという顔で聞き返してくる。

「コーヒーが紅茶より体によいですって？　コーヒーがいろいろながんの発症リスクを下げるんですか？　胆石や虫歯、肝硬変、認知症のリスクさえ減らすですって？　先生、あなた大丈夫ですか？」

■「がん」「虫歯」「認知症」を予防する

ハーバードメディカルスクール（ハーバード大学医学大学院）の主な教育提携病院である、ベス・イスラエル・ディーコネス医療センターで、私は長年肝臓内科の入院診療を年に4週間行っていた。

その際好奇心から、医学生やインターン、研修医、同僚の医師に頼んで、重度の肝臓疾患患者に「コーヒーをどれだけ飲みますか？」と聞いてもらった。

医師たちからは判で押したように、「重度の肝疾患で入院する患者さんに、コーヒーをよく飲む人はひとりもいませんよ」という答えが返ってきた。毎年、毎週、まったく同じ答えが返ってきたのは、とても不思議で驚くべきことだ。

コーヒーの健康効果に疑いの余地はない。コーヒーには**肝硬変をはじめ、2型糖尿病、心臓疾患、パーキンソン病、認知低下と認知症、胆石、虫歯、一般的ながん（前立腺がん、結腸がん、子宮内膜がん、皮膚がんなど）を予防する**など、*さまざまな効果があると考えられている。それにコーヒーを飲む人は自殺率も低い。

信じがたいかもしれないが、**コーヒーを飲むと頭の働きがよくなり、運動能力も高まる**ようなのだ。メジャーリーグの野球選手には、集中力と敏捷性《びんしょうせい》を高めるため、試合中にコーヒーを6杯も飲む人がいる。

コーヒーは脂肪の燃焼も助ける。頭痛の治療に用いられることもあるし、通説とは裏腹に、不整脈で入院するリスクまで下げるようなのだ。

■4杯飲む人の「死亡率」が16％低かった

しかし、コーヒーの健康効果に関する1万9000件を超える研究から明らかになった最も驚くべき結論は、**コーヒーをたくさん飲む人は、ほとんど（またはまったく）飲まない人に比べて長生きする**、というものだろう。

にわかには信じがたいが、これは優れた研究によって裏づけられている。たとえば医学専門誌『ニューイングランド・ジャーナル・オブ・メディシン』に2012年に掲載された、アメリカ国立衛生研究所（NIH）による研究は、14年かけて40万人からデータを収集した結果、1日2〜6杯のコーヒーを飲む人は、飲まない人に比べて、調査期間中の全死因死亡率が男性の場合は約10％、女性は約15％低かったと報告した。

コーヒーの摂取量が多いほど死亡リスクは低く、**1日4〜5杯飲む人の死亡リスクが最も低かった**。また興味深いことに、女性は男性よりもコーヒーの効果が若干高かった。

ジョンズ・ホプキンス大学ブルームバーグ公衆衛生大学院は、1966年から2013年のあいだに行われた、計約100万人を対象とする21件の研究を分析した結果、**1日4杯コーヒーを飲む人は死亡率が16％低かった**と結論づけた。

1点だけ、注意しておきたいことがある。研究ではコーヒーの摂取と健康上の危険因子との関連性（たとえば、コーヒーを飲む人は喫煙率が高いなど）が指摘されることが多く、

＊2型糖尿病：遺伝的要因と生活習慣が原因で起こる。日本人の糖尿病の90％以上を占める。

そのせいで結果の偏りが生じがちだということだ。*
コーヒーにこれだけの効能がありそうなのに、アメリカ人がそのことをほとんど知らないのはちょっと不思議な感じがする。それに、**大半の医師がそうした効果をよく知らない**ことにも驚かされる。

患者がかかりつけの医師に向かって、「研究によれば、コーヒーにはいろんな健康効果があるそうですね」などといおうものなら、こんな答えが返ってくるだろう。「ああ、そういう研究は一時のはやりにすぎませんよ。何ごともほどほどがいちばんです」

でもそうではない。そうした研究の多くは適切に実施され、論文審査のある一流の医学雑誌に掲載されている。**コーヒーには用量依存性の効果が確認されている。**

つまり1日に飲むコーヒーの量が多ければ多いほど、いま挙げた疾患の予防効果やリスク低減効果が高いのだ。

■「疫学研究」が説得力のある知見をもたらす

コーヒーの効能は何百年も前から議論の的になってきた。1674年にイギリスの女性たちは、「この吐き気をもよおす泥水のせいで……夫たちは不能になり……年寄りのように役立たずになってしまいました」とこぼした。

一方、ほぼ同じころに無名の下院議員によって書かれた小冊子は、コーヒーの効能を絶賛している。「コーヒーは胃をすっきりさせ、頭のもやもやを解消する効果があるとして、もてはやされています。なんとすばらしい木の実でしょう！　痰のつまったイギリス人の胃を浄化し、気分をしゃっきりさせてくれるのです」

つい最近まで、コーヒーはたしかにおいしいし、眠気を覚まし、頭をすっきりさせる効果があるが、健康に悪いからほどほどにしたほうがいいと考えられていた。実際、コーヒーを飲むことにどんな健康上の問題や効果があるのかは、科学的に立証されていなかった。だが1960年代を境に、事情は変わり始めた。

医学研究は何らかの前提、つまり仮説の検証から始まるものが多いが、その一方で、特定の見地に立つことなく収集された情報を統計学的に分析することによっても、相当量の知識を得ることができる。

実世界での行動がもたらす結果を観察・分析するこうした研究は「疫学研究」と呼ばれる。史上最大規模の観察研究のひとつに、アメリカのカイザー・パーマネンテ（KP）医

＊つまり、危険因子の影響を排除すれば、コーヒーの健康効果はさらに高い可能性がある。

療プログラムが実施したものがある。

ＫＰは第二次世界大戦中にカイザー造船所の従業員向け前払い式医療保険として設立され、戦後に補償範囲を拡大した。いろいろな意味で、のちの健康維持機構（ＨＭＯ、アメリカの医療保険システムのひとつ）のモデルになった制度である。

ＫＰは１９６０年代に、医療検査の有効性を見きわめることを目的とする研究を開始し、そのために**過去数十年間の健康診断で収集した情報を保存、分析するためのデータベース**を構築した。

当時のコンピュータはまだ性能が低かったとはいえ、データベースによって、さまざまな症状に関する膨大な統計的エビデンスの収集が可能になった。

■「アルコール性肝硬変」のリスクを下げる

初期に行われた研究のひとつに、心臓疾患の新しい予測因子を探すための研究がある。ＫＰ医療プログラムのゲイリー・Ｄ・フリードマン博士は、膨大なデータを分析することで、どのような行動が心臓発作のリスクを高めるのかを明らかにできると考えた。

「データの蓄積のある約５００項目の質問と測定結果をすべて考慮すれば、そのなかに心臓発作の前兆となるようなものがあるはずだ。一例として、**飲酒しない人は適量を飲酒する人に比べて、心臓発作のリスクが高い**ことが判明した。これは調査前に立てていた仮説とは相反する結果である。この発見をきっかけに、飲酒と健康の関係をさらに調べることになった」

同じデータベースを用いた、１９９２年に発表され２００６年に更新された別の研究では、**コーヒーの摂取と肝硬変の発症率とのあいだに負の相関が報告された**。このことはまったくの予想外ではなかったが、意外なほど大きな反響を呼んだ。

コーヒーを飲むと肝酵素《かんこうそ》の血中濃度が下がること、*そして驚くべきことに、コーヒーを飲む量が多いほど、アルコール性肝硬変になるリスクが低いことが判明したのだ。

１日あたりのコーヒー摂取量が１杯増えるごとに、リスクは20%ずつ低下した。つまり飲酒量が多い人は、**コーヒーを1日2杯飲むことによって肝硬変になるリスクを40%、4杯飲めば80%も減らすことができる**というのだ。

ただし私は友人やみなさんにこの話をするとき、大酒飲みでもコーヒーさえ飲んでいれば肝臓を保護できるということではありませんよ、とくぎを刺している。

*肝酵素：肝臓の細胞に含まれる酵素で、肝臓内に障害が起こると血中に多く漏れ出してくる。

肝臓は保護されても、お酒を飲みすぎれば脳に損傷をきたし、心不全や膵炎《すいえん》、性的不全を起こすこともあるし、もちろんキャリアを棒にふり、家庭崩壊を招くおそれもある。

■「肝臓」を保護する驚きの効果

それにしても驚くべき発見だ。コーヒーがアルコール性肝硬変の発症リスクを低下させるという、ゆるぎないエビデンスである。しかしなぜそうなるのかは、分析からはわからなかった。

「疫学はしくみを明らかにするものではありません」と語るのは、この研究を行った心臓専門医でカイザー・パーマネンテ研究部門研究員のアーサー・クラツキー博士である。

「一般には、関連性を示すだけです。もちろん私もこれほどの保護効果があることには驚きました。**60、70、80%もリスクが下がるというのは、大変なことです**。でもそれこそが、コーヒーの多量摂取と肝硬変の発症率との関係について明らかになったことなのです。

とはいえ、アルコール性肝硬変のリスクを減らすには、大酒をコーヒーのがぶ飲みで帳消しにするより、お酒の量を減らすのがいちばんだと、声を大にしていいたいですね」

クラッキー博士が指摘するように、データは真実を物語るが、くわしいことは何も教えてくれない。研究参加者がどんなコーヒーを飲んでいたのか、コーヒーに何かを加えていたのか、フィルターで淹れたコーヒーなのか、カフェインを含むのか含まないのかなどは、このデータからはわからない。**わかったのは1日のコーヒー摂取量と、それが病気に与える影響だけだ。**

「毎日朝に2杯、ときにはお昼にもう1杯。それが私の最大量ですね。それ以上飲むと眠れなくなりますから」とクラッキー博士は語る。

クラッキー博士の研究は、コーヒーの健康効果への関心をかき立てた。コーヒーは何百年も前からその興奮作用のために珍重されてきたが、それ以外の効果があるとはほとんど思われていなかった。

それにコーヒーは大半の医薬品とちがって、たとえスターバックスであろうと、特許権を取得することはできないため、民間企業には研究にかかる多額の費用を支援する経済的な動機はほとんどない。だからコーヒーの効果に関する研究は、政府が資金を提供し、大規模な組織や公衆衛生当局が実施したものがほとんどだ。

■「肝細胞がん」リスクの50％以上の低下が示唆された

肝硬変に関するクラッキーの意外な発見もあって、大規模研究にはコーヒーの肝臓への影響を調べたものが多い。

たとえば権威あるアメリカ肝臓病学会誌『ヘパトロジー』は２００７年８月に、**コーヒーを定期的に飲む男女の肝がん発症リスクが有意に低い**ことが、ヨーロッパとアジアの10件の研究によって示されたと報告した。

肝がんはとくに重篤な疾患で、アメリカでは年間3万５０００人近くが新たに発症する。原発性肝がん（肝臓から発生したがん）は世界のがん死亡原因の第3位を占め、年間約１００万人が死亡する。だがコーヒーを飲むことによって、そうした人のひとりになるリスクを大幅に減らせるようなのだ。

これら10件の研究は、２２６０人の肝がん患者を含む計約24万人を対象としたもので、1日数杯のコーヒーを飲む人はまったく飲まない人に比べ、肝がんと診断される確率が半分以下であることを示した。実際、**1日の摂取量が1杯増えるごとに、確率は23％ずつ低下した**のだ。

また2013年にアメリカ消化器病学会誌『クリニカル・ガストロエンテロロジー・アンド・ヘパトロジー』に掲載された、イタリアの研究者による質の高い16件の研究のメタアナリシス*は、**コーヒーの摂取が原発性肝がんのうち最も多い肝細胞がんのリスクを約40%低下させる**ことを示した。また一部のデータは、1日3杯以上飲むとリスクが50%以上低下することを示唆《しさ》していた。

クラツキー博士の肝硬変の研究と同じく、なぜそのような保護効果があるのかは明らかにされなかったが、コーヒーは肝機能にかかわる酵素を活性化するともいわれている。

■「性ホルモン」のレベルに影響を及ぼす

コーヒーがなぜ、どのように作用するのかは、いまも謎である。これまでにわかっているのは、コーヒーを飲む人は肝酵素の血中濃度が低く、肝線維症《かんせんいしょう》（肝臓の瘢痕化《はんこんか》）になりにくく、慢性肝疾患で入院する確率が大幅に低く、原発性肝がんになるリスクがとても低いということだ。

*メタアナリシス：メタ分析。信頼性の高い複数の研究結果を定量的に統合して改めて分析する手法。

ハーバード大学公衆衛生大学院とベス・イスラエル・ディーコネス医療センターが行った別の研究は、コーヒーを飲む人は血漿《けっしょう》中のアディポネクチン濃度が高いことを示した。血漿アディポネクチン濃度が低いと、悪性の肝疾患の発症リスクが高いことがわかっている。

またコーヒーを飲む人は、C反応性タンパク（CRP）が低い。CRP高値は、心臓発作の原因となることの多いアテローム硬化性心疾患発症リスクの予測因子である。そのほか、**コーヒーがグルコース（ブドウ糖）代謝に与える影響が、ほかの重要な効果をもたらしている**ともいわれる。

先行研究はコーヒーの摂取と前立腺がんとの関連性を明らかにできなかったが、アメリカ国立衛生研究所の資金提供を受けた２０１１年の研究は、医療従事者追跡調査*から収集した男性医療従事者約５万人の20年間にわたるデータを検討した結果、コーヒー（カフェインの有無にかかわりなく）を**1日6杯以上飲む男性は、まったく飲まない男性に比べて進行性前立腺がんになるリスクが60％も低い**ことを示した。１日４、５杯飲む男性はリスクが25％低く、３杯では20％低かった。

論文の著者のひとり、ハーバード大学のキャスリン・ウィルソンは、理由をこう推測する。

「コーヒーはインスリン抵抗性とグルコース代謝、性ホルモンのレベルに影響をおよぼすが、そのすべてが前立腺がんに関与している」

たとえコーヒーの効果が肝疾患のリスクを下げるだけだったとしても十分価値があるが、うれしいことに、ほかにも多くの効果があるという研究結果が相次いでいる。とくに胸躍るのが**2型糖尿病、いわゆる成人発症型糖尿病への効果が期待できる**ことだ。

コーヒーはインスリン抵抗性を改善する（インスリンの効きをよくする）ことにより、2型糖尿病の発症リスクを40％も下げる——ただし1日6杯飲めばの話だ（カフェインレスでもかまわない）。

■メタアナリシスでも「糖尿病」の予防効果を確認

この危険きわまりない病気は、世界中に蔓延している。

糖尿病患者は世界で約2億5000万人と推定され、深刻な合併症を併発しやすい2型

＊医療従事者追跡調査：アメリカで実施された信頼性の高い大規模疫学研究。女性看護師を対象とした「看護師健康調査」を補完するものとして男性医療従事者を対象に1986年から行われ、男性医療従事者5万人以上が登録した。

糖尿病の患者が、その大半を占める。

ハーバード大学公衆衛生大学院と同大学付属のブリガム・アンド・ウィメンズ病院の研究者は、12万5000人を対象に1980年から18年間の調査を行った。

アメリカ内科学会誌『アナルズ・オブ・インターナル・メディシン』で2004年に発表されたそのめざましい結果によれば、**コーヒーを定期的に飲む人は、2型糖尿病のリスクが有意に低かった**。1日6杯以上飲む男性は、成人発症型糖尿病と診断される確率が54%低く、女性は30%低かった。

論文の筆頭著者フランク・フーはこう説明する。「なぜコーヒーが糖尿病によいのかは正確にはわからない。……コーヒーにはクロロゲン酸やトコフェロールなどの抗酸化物質と、マグネシウムなどのミネラルが豊富に含まれる。これらの成分はいずれもインスリン抵抗性を改善し、グルコース代謝を促すことがわかっている」

これらの研究成果は、オーストラリアのシドニー大学が行ったメタアナリシスでも確認された。

国際的な研究者のチームが計4万5000人以上を対象とした18件の研究を検証し、その結果を内科専門誌『アーカイブズ・オブ・インターナル・メディシン』で2009年に報告している。**「1日のコーヒー摂取量が1杯増えるごとに、糖尿病のリスクが7%低下**

した」

■「たくさん」飲むほど効果があった

コーヒーのおいしさの基準は人それぞれだが、研究者が問題にするのは量だけだ。右記のハーバード大学の研究とオーストラリアの研究でも、摂取量によって効果が異なることが確認された。

フランスの哲学者ヴォルテールは1日50杯から72杯ものコーヒーを飲んでいたといわれ、1778年に83歳で大往生した。

さすがにこれはちょっと極端な例かもしれない。しかしハーバード大学の研究でも、**1日6杯以上飲む人は糖尿病リスクがダントツで低く、まったく飲まない人に比べて50％も低かった**が、1日4〜5杯飲む人は30％、4杯未満では2〜7％低いだけだった。興味深いことに、女性は1日5杯以上飲んでも、それ以上効果が高まることはなかった。

カフェインレスコーヒーについては、右記のどちらの研究でも異なる結果が出ている。

とはいえカフェインレスコーヒーでも、1日4杯以上飲む男性の糖尿病発症リスクは25％、女性は15％低かった。**コーヒーの種類に関係なく、たくさん飲めば効果がある**のは明らかだ。

この関連性をさらに裏づけたのが、ミネソタ大学で閉経後の女性を対象に1986年から11年にわたり、コーヒー摂取量と糖尿病発症リスクの関係を調査した研究だ。

一般に2型糖尿病は45歳を超えると最も発症しやすく、とくに閉経後の女性はなりやすい。この研究では、**種類に関係なく、コーヒーを1日6杯以上飲む女性は糖尿病リスクが22％低かった。**

6杯などと聞くと、「そんなに飲んだら何か月も眠れない」と思うかもしれないが、この研究のとくに不思議な点として、カフェインレスコーヒーを1日6杯以上飲む女性はリスクがさらに低下し、33％も低かった。

■「心臓発作」「脳卒中」のリスクも下がる

なぜ男性と女性でコーヒーに対する反応が一貫して異なるのかについては諸説あるが、女性ホルモンや閉経後の女性に処方されるホルモン補充薬がコーヒーの効果を弱めるというのが、現在主流の考え方だ。

また、コーヒーを飲むと興奮作用で心拍数が増えるから、心臓が弱い人はコーヒーを飲む量を抑えるべきだという通説もある。だがこれに関しては一貫したエビデンスが得られていない。

『アナルズ・オブ・インターナル・メディシン』に掲載された2008年の研究は、医療従事者追跡調査から収集した男性医療従事者4万人以上の18年間にわたるデータを分析した結果、**1日5杯以上コーヒーを飲む男性は心臓疾患による死亡リスクが44%低かった**と報告している。

心臓分野の専門誌『アメリカン・ハート・ジャーナル』に2009年に掲載された、ベス・イスラエル・ディーコネス医療センターの研究によると、心臓発作の既往のある人もコーヒーを飲めばリスクが低下するという。

ストックホルム心臓疫学調査プログラムは、1992年から1994年までのあいだに心臓発作を経験した1万3000人以上の男女が参加した。8年後の調査で、1日にコーヒーを4、5杯飲む習慣のある人は、1杯未満しか飲まない人に比べ、**致死性の心臓発作の発症リスクがほぼ半減**し、1日1〜3杯飲む人は3分の1低下した。

ハーバード大学はマドリッド自治大学の研究者と共同で、女性の健康を長期的に調べる目的で行われた史上最大規模の疫学研究である看護師健康調査から収集したデータを用いて、コーヒー摂取量と女性の脳卒中との関連性を調べた。この調査では、女性約8万30

00人を対象に、コーヒーの摂取状況を含む食生活について、24年にわたり定期的にアンケート調査が行われた。

分析の結果、コーヒーを1日2杯以上飲む女性は脳卒中リスクが19%低く、また飲む量が多いほどリスクも低かった。喫煙しない女性では、さらに効果が高かった。**1日4杯以上のコーヒーを飲む非喫煙者の女性は、脳卒中の発症率が43%も低かったのだ！** 世界のベストセラー医薬品にも匹敵するリスク低減効果である。

ほかの研究も示すように、この効果はカフェインの働きだけによるものではない。実際、カフェイン入りの紅茶やソフトドリンクを飲む女性には同様の効果が見られなかったのに、カフェインレスコーヒーを1日2杯以上飲む女性にも脳卒中リスクの低下が認められた。「脳卒中リスクに対するコーヒーの効果が、コーヒーに含まれるカフェイン以外の成分によるものだという仮説を、この研究結果は裏づけている」と、研究責任者のひとりで疫学者のエスター・ロペス゠ガルシアは述べている。

■「不整脈」「心拍異常」についての予想外の研究結果

カイザー・パーマネンテによる別の研究は、心不整脈（心拍が突然速くなったり不規則になったりする状態）の人はコーヒーを控えるか、少なくとも飲む量を大幅に減らすべきだという長年の通説が正しいかどうかを調べた。

コーヒーの興奮作用は心臓を刺激するから、心拍が不規則になりがちな人は避けるべきだというのは、一見筋の通った話に思える。だが少なくともこの研究では、まったくちがう結果が出た。

クラッキー博士らは13万人以上の参加者から7年にわたって収集したデータを分析し、**コーヒーを1日4杯以上飲む人は、不整脈で入院するリスクが20％近く低かった**ことを示したのだ。

2010年のアメリカ心臓協会の心臓疾患疫学・予防50周年記念国際会議で発表されたこの研究は、**リスク低減効果がさまざまなタイプの不整脈におよぶ**ことを明らかにした。

クラッキー博士は、この結果は意外だったと述べている。「コーヒーは心悸亢進《しんきこうしん》や不整脈を引き起こすという昔からの通説があるが、必ずしもそうとはいえないようだ。またこの研究以前に入手できたデータも、適量のコーヒーが不整脈の問題を引き起こすという考えを裏づけてはいない」

博士はこうも述べている。「心拍異常を予防するためにコーヒーを飲むことを勧めるつもりはない」が、適量のコーヒーを飲んでいる分には「心拍異常の重篤なリスクは高まらないと考えていいだろう」。

■さまざまな「がん」のリスクが下がる

コーヒーの常飲には、結腸がんなどのがんの発症リスクを下げる効果もあるようだ。

栄養学の専門誌『アメリカン・ジャーナル・オブ・クリニカル・ニュートリション』に掲載された、2010年のアメリカ国立衛生研究所と全米退職者協会による食事健康調査は、男女約50万人を10年以上にわたり追跡し、**コーヒーを1日4杯以上飲む人は結腸がんのリスクが約16%低かった**ことを示した。ちなみに紅茶を飲む人には同様の効果は認められなかった。

これより規模の小さい、南カリフォルニア大学ノリス総合がんセンターの研究者による2014年の研究は、イスラエル人8500人（過半数が結腸がん患者）のコーヒー摂取を追跡した。その結果、1日1、2杯のコーヒーを飲む人は、まったく飲まない人に比べて結腸がんのリスクが22%低く、3杯以上飲む人は59%も低いことが示された。

これを説明するエビデンスはない。

この結果は、**1日3杯以上のコーヒーを飲む女性は結腸がんと診断されるリスクが半分**

になるという、がんの専門誌『インターナショナル・ジャーナル・オブ・キャンサー』に掲載された2007年の日本の研究結果を裏づけるものだった。

コーヒーが、その他のがんと診断されるリスクを下げることを示す研究もある。たとえばハーバードメディカルスクールとブリガム・アンド・ウィメンズ病院の研究者は、11万人から20年以上かけて収集したデータを分析した結果、1日3杯以上のカフェイン入りコーヒーを飲む女性は、まったく飲まない女性に比べて、**皮膚がんの中でも最も多い基底細胞がんになるリスクが20％低い**ことを明らかにした。男性の場合、リスクは9％低かったが、より致死性の高いほかの種類の皮膚がんとの関連性は認められなかった。

国際環境疫学会誌『エピデミオロジー』に掲載された、3万8000人を対象とした日本の別の研究では、**1日1杯以上のコーヒーを飲む人は、口腔、咽頭、食道がんを発症するリスクが2分の1以下**だった。

ここでも、なぜそうなるのかはまだわかっていないが、コーヒーを常飲すると、原発性肝がん、結腸がん、皮膚がん、子宮内膜がん、転移性前立腺がんなどの一般的ながんと診断されるリスクが下がることは疑いがない。

「コーヒーを何杯飲めばこれこれのがんにこういう効果がある」などという魔法の処方箋《しょほうせん》はないが、コーヒーの影響が強力で大きいことはまちがいない。

■「認知機能」向上の効果が多くの研究で示されている

コーヒーを飲めば頭がよくなるんですよ、と誰かにいったらどうなるだろう？　じゃあ、あなたはもっと飲んだほうがよさそうですね、などとからかわれるのがオチだろう。

でも**コーヒーは実際に頭の健康にとてもよい**ようなのだ。

フランスの文豪オノレ・ド・バルザックも、2世紀近く前にこう書き記している。「コーヒーは胃に入るやいなや、全身をかけめぐる。アイデアが湧き始め……ウィットに富んだ思いつきが浮かび、紙はインクで覆われる。コーヒーを味方につければ、書くことは苦でなくなる」

コーヒーに認知機能を向上させる効果がたしかにあることが、多くの比較試験で示されている。コーヒーは脳内の抑制性神経伝達物質の働きを弱めることによって、気分を高揚させ、脳の機能を刺激すると考えられている。とくにパーキンソン病や、アルツハイマー病をはじめとする認知症と診断される可能性を低下させることがわかっている。

2000年にアメリカ医師会誌『ジャーナル・オブ・ジ・アメリカン・メディカル・アソシエーション（JAMA）』に掲載された研究は、ホノルル心臓プログラムの参加者8

004人から収集した30年分のデータを分析した結果、**コーヒーを飲まない人は、1日3杯以上のコーヒーを飲む人に比べ、一生のうちにパーキンソン病と診断されるリスクが5倍以上高かった**と報告している。

リスボン大学のエビデンス・ベースド・メディシン・センターによる2010年のメタアナリシスは、26件の研究を精査し、カフェイン摂取量とパーキンソン病のリスクとのあいだに「負の相関」を認めた。これら26件の研究では、1日3、4杯のコーヒーを常飲することで、この神経疾患の発症率が25％低下し、飲む量が増えればリスクがさらに低下することが確認された。

またデューク大学医療センターによる、喫煙とコーヒー摂取、パーキンソン病との関係に関する2007年の研究は、「パーキンソン病患者は、多量のコーヒーを飲むことが少なかった」と断定した。

ほかにも多くの研究が、**コーヒーを飲めば飲むほどパーキンソン病と診断される確率が低くなる**ことを示している。このことは男女どちらにも当てはまるが、女性7万7000人を20年間追跡したある研究では、閉経後ホルモン療法を受けていない女性には男性と同等のリスク低減が認められたのに対し、エストロゲン補充を受けている女性は、コーヒーの多量摂取による保護効果が一部失われたことが判明した。

■3～5杯で「アルツハイマー病」のリスクが65％低かった

コーヒーとアルツハイマー病リスクの低下を結びつけるエビデンスはほかの疾患の予防効果ほど明白ではないものの、いくつかの優れた研究が、**アルツハイマー病の発症と進行を予防する効果がコーヒーにある**ことを示唆している。

たとえば２００９年にアルツハイマー病の専門誌『ジャーナル・オブ・アルツハイマーズ・ディジーズ』に掲載された北欧の研究は、約１４００人から20年にわたり収集したデータを分析した結果、１日３～５杯のコーヒーを飲む人は認知症またはアルツハイマー病と診断されるリスクが65％低かったと報告している。

またほかの研究も、これほど劇的な結果ではないとはいえ、カフェイン入りコーヒーが**高齢者の記憶力低下を予防し、アルツハイマー病を本格発症するリスクを下げる**ことを一貫して示唆している。

こうした結果に興味をそそられたドイツとフランスの研究者が、実験用マウスにカフェインを定期的に投与した結果、脳内のタウタンパクの蓄積が抑制されたと、２０１４年に報告している。タウタンパクが脳細胞内に蓄積する現象は、アルツハイマー病の特徴のひとつだ。

この結果は、医療系情報メディア『メディカル・ニューズ・トゥデイ』の電子版で報じられた、南フロリダ大学の2011年の研究とも符合する。「（コーヒーは）アルツハイマー病の発生を抑制する重要なタンパク質中の未知の成分を刺激することによって、この疾患を予防する」

■「うつ病」と「自殺」にも予防効果あり

コーヒーが脳に与えるさまざまな影響については、ほとんどわかっていない。わかっているのは、影響を与えるということだけだ。

コーヒーが、幸福感を生み出す神経伝達物質であるドーパミンの分泌を促すことは証明されている。実際、コーヒーが世界中で愛されているのは、ドーパミン分泌効果のためだと考える研究者も多い。

だがコーヒーにはほかの直接的な作用もあるように思われる。たとえば**うつ病と自殺に対しても、多少の予防効果がある**ようだ。

ハーバード大学公衆衛生大学院栄養学部がアメリカ国立衛生研究所の支援により行った

2011年の研究は、調査開始時にうつではなかった女性5万人を25年間追跡したデータを分析した結果、「3件のコホート研究*（うち2件はアメリカ、1件はフィンランドで行われたもの）で……コーヒー摂取と、うつ病と深く関連している自殺とのあいだに、強い負の相関が認められた」としている。

この研究では、**1日4杯以上コーヒーを飲む女性は、うつ病のリスクが20％も低かった**。また興味深いことに、カフェインレスコーヒーや、コーヒー以外のカフェイン入り飲料を飲む女性には、ほとんど効果が見られなかった。

看護師8万6000人から1980年から1990年にかけて収集され、1996年にアメリカ医師会誌『JAMA』で発表されたデータも、この発見を裏づけているように思われる。1日4杯以上コーヒーを飲む女性は、自殺のリスクが半分以下になった。

■頭がよくなり、やせて、運動能力が高まる

コーヒーは特定の脳機能の喪失を防いだり遅らせたりするように思われるだけでなく、**頭の働きをよくし、体重を減らし、運動能力を高める**効果もあるようだ。

まるでインチキ商人の売り込み口上のようだが、きちんとした科学的研究の裏づけがあ

る。たとえばイギリス栄養協会の2008年の報告書は、健康で十分な休息をとっている人々を対象とした16件の研究を精査し、こう報告している。
「うち14件の研究で、**集中力や短期記憶、反応速度を高める**など、カフェインの摂取と関連する効果が確認された。また気分をよくする効果については、一貫した結果が示された……」

コーヒーは脳内で化学反応を起こし、それがニューロン（神経細胞）を活性化させることが知られている。

その影響の一環として、2014年にニューヨーク・タイムズが報じたように、**コーヒーにはテストの点数を上げる効果がある**のだ。ただしコーヒーを飲むと実際に賢くなるというよりは、記憶力と脳の反応速度が高まるだけなのかもしれない。

やせるという触れ込みの商品はとかく注目を集めがちだが、この点に関していえば、コーヒーの効果はまちまちだ。

カフェインは、脂肪燃焼を促すことがわかっている数少ない天然物質のひとつで、**肥満**

＊コホート研究：特定の集団（コホート）を対象として、長期にわたって経過を追跡調査する研究。

の人の脂肪燃焼率を10%、やせている人では29%も高めることが、いくつかの小規模な研究で報告されている。脂肪燃焼サプリメントに必ずといっていいほど大量のカフェインが含まれているのは、このためだ。

とはいえ、コーヒーに高カロリーの添加物をたっぷり入れる人が多いことには、注意が必要だ。ホイップクリームや砂糖、フレーバーシロップなどを加えたラージサイズのコーヒーは、500キロカロリーをすぐに超え、燃焼するカロリーをはるかに上回る。

だからコーヒーがやせる飲み物だとは誰も思わないのだ。しかしブラックコーヒーか、ミルクや甘味料を少量入れたコーヒーなら、健康的な食事にうまく組み入れることができる。

■「筋持久力」が有意に向上

コーヒーが運動能力を高めるというエビデンスは、さらにたくさんある。一例として、コーヒー（カフェイン）は最近まで国際オリンピック委員会の規制薬物に含まれていて、アスリートは決められた少量しか飲めなかった。

『フィットネス・マガジン』も2005年にこう報じている。

「カフェインは中枢神経刺激剤として作用し、心拍数や血圧を上昇させるなどの効果を通じて、頭が冴え元気になったように感じさせる。またカフェインには運動能力を高める生理作用があるため、エルゴジェニック・エイド*としての効果も期待できる。

カフェインが神経系に作用すると、**運動による疲れを感じにくくなり、トレーニングが楽に思え、疲労を感じずに長時間運動できる**ことを、ほとんどの専門家が認めている」

イギリスのスポーツ医学誌『インターナショナル・ジャーナル・オブ・スポーツ・ニュートリション』に掲載された2004年の研究は、40件の二重盲検試験のメタアナリシスにより、カフェイン入りコーヒーが**運動負荷テストの成績を12%向上させた**ことを明らかにした。

コーヒーがアスリートに与える影響を長年研究している、カナダのゲルフ大学のテリー・グレアム博士はこう語る。

「カフェインは、おそらく脳と神経系を刺激して、いつもとちがう方法で働かせるのでしょう。たとえば疲労を無視せよ、ふだん使わない部位の筋肉を使って激しい運動をせよ、といったシグナルを送るのかもしれません。カフェインが筋肉に直接作用して、収縮力を

*エルゴジェニック・エイド：身体能力向上のための補助剤。

高めているとも考えられます」

同じく『インターナショナル・ジャーナル・オブ・スポーツ・ニュートリション』で研究者のM・ドハティは、体重約82キロの男性が5杯のコーヒーを飲んだところ、「短時間の激しいワークアウトでの筋持久力が有意に向上」し、体重約59キロの市民ランナーの女性が3杯のコーヒーを飲んだところ、「無酸素性代謝が有意に亢進《こうしん》し、運動能力が向上した」と報告している。

なぜそうなるのかは正確にはわかっていないが、コーヒーに身体動作能力を高める効果があることははっきりわかっている。あるメジャーリーグ球団のクラブハウス管理人によると、集中力を保ち成功を促すために、試合中に6杯も飲む選手がいるという。

「集中力」「注意力」をめざましく高める

この集中力や注意力を高める作用は、コーヒーのもうひとつのめざましい効果を解明する手がかりなのかもしれない。

コーヒーには、ケガや事故での死亡リスクを低下させる効果があるようなのだ。

アメリカの医学誌『ニューイングランド・ジャーナル・オブ・メディシン』に2012

年に掲載された研究は、NIH‐AARP食事健康調査の参加者のうち40万人の10年分のデータを分析した結果、こう結論づけた。

「この大規模な前向きコホート研究*では、コーヒー摂取と全死因死亡率、とくに……**ケガと事故による死亡率とのあいだに、有意な負の相関が認められた**」

この結果は、ほかの大規模研究の結果とも一致していた。なかにはカフェイン入りコーヒーの効果をかなり明確に示した研究もある。

たとえばイギリスの医学誌『ブリティッシュ・メディカル・ジャーナル』に掲載された2013年のオーストラリアの研究は、長距離トラック運転手約1000人（うち約半数が最近事故を起こしていた）を追跡した。

自動車やトラックの事故が、主に疲労が原因で起こることはよく知られている。この研究では、何らかのかたちの（紅茶や強壮ドリンクを含む）**カフェインを摂取した運転手は、事故を起こすリスクが63％低い**ことが示された。

実際、この関連性はあまりにも明白なため、最近では自動車メーカーがダッシュボード

＊前向き研究：ある因子に曝露した人としていない人を一定期間にわたって追跡する研究のこと。これに対して後ろ向き研究では、すでに何らかの疾病と診断された人が過去にどういう因子にさらされていたかを調べるため、データの不確かさやバイアスの影響を受けやすい。

の警告サインに湯気の立ったカップのアイコンを加えているほどだ。

メルセデス・ベンツの居眠り検知システムは、運転手の運転パターンを監視して、覚醒の度合いをセンサーで検知する。ふだんのパターンとのズレがある程度大きくなると、コーヒーカップのアイコンが現れ、「集中力が落ちているから休憩をとってコーヒーを飲みましょう」と知らせてくれるのだ。

■愛飲者は「虫歯」の発生率が有意に低かった

最近の研究では、歯周病や虫歯の予防効果さえ示されている。コーヒーが歯に与える影響といえば、渋がつくだけと思っている人がほとんどだから、声を大にしていっておくと、**コーヒーはじつは歯にもよいかもしれない**のだ。

歯周病の専門誌『ジャーナル・オブ・ペリオドントロジー』に掲載された、ボストン大学ゴールドマン歯学部大学院の研究者による2014年の研究では、退役軍人省が歯科関連の長期調査として退役軍人の男性1152人から収集した32年分の健康データを分析した。

その結果、「コーヒー摂取量が多いほど、歯槽骨《しそうこつ》が溶けている歯の本数が、わずかだが有意に少ない」ことがわかった。

またコーヒーが**口内細菌の増殖を抑制し、虫歯を予防する**という研究結果もある。

農業食品化学誌『ジャーナル・オブ・アグリカルチュラル・アンド・フード・ケミストリー』は、コーヒーの成分、とくにトリゴネリンの抗菌作用が、歯のエナメル質を虫歯菌から守ると報告している。

2009年のインドの研究（コーヒー協会の資金提供を得て行われた）は、ランダムに選んだ1000人を30年以上追跡したデータを分析し、**ブラックコーヒーを飲む人は虫歯の発生率が有意に低い**、ただし牛乳や砂糖などを加えると保護効果のほとんどが失われる、と結論づけた。

動物実験で「白内障」への効果を確認

人体実験はこれまでほとんど行われていないが、眼科専門誌『モレキュラー・ビジョン』が2010年に報告したところによると、メリーランド大学での動物実験で、**カフェインに白内障の形成を抑制する効果がある**ことが確認されたという。

スウェーデンで2013年に行われた同様の実験では、カフェインの目薬を使って、やはり有望な結果が得られている。

もう驚かないと思うが、**コーヒーには胆石の形成を抑制する効果もある**ようだ。胆石とは、胆嚢《たんのう》内で胆汁の成分が固まってできる、小石状の固い粒子をいう。

胆石が胆嚢管に詰まると、急性胆嚢炎という症状を起こすことがある。ときには胆石が総胆管《そうたんかん》を流れ落ち、膵管《すいかん》と総胆管が合流して小腸につながっている部分で詰まることもある。この合併症は急性膵炎といって、重症化すると致死率は10％にもおよぶ。

1999年に『JAMA』に発表された研究は、医療従事者追跡調査に参加した胆石症の既往がない男性4万6008人を10年以上追跡したデータを分析した。

その結果、**1日2～4杯のカフェイン入りコーヒーを飲む男性は、胆石の発症リスクが45％低かった**が、カフェインレスコーヒーを飲む男性に同様の結果は認められなかったと報告した。

この3年後に発表された付随研究は、看護師健康調査に参加した看護師約9万人を約30年間追跡したデータを分析した結果、1日2、3杯のカフェイン入りコーヒーを飲む女性は胆石になるリスクが22％低かったが、それ以上摂取量が増えても保護効果はわずかしか高まらなかったと報告している。

■コーヒーのカフェインは紅茶やコーラの「3・5倍」

コーヒーに大きな健康効果があることにもはや疑いの余地はないが、なぜそのような効果があるのかは、多くの場合、解明も立証もされていない。

コーヒーはカリウム、マグネシウム、ビタミンEをはじめ、**数百種類の化学成分でできていて、抗酸化物質、とくにクロロゲン酸を豊富に含んでいる**。

またコーヒーに含まれる油脂《ゆし》のカーウェオールとカフェストールには、実験により誘発された肝障害を修復する効果があることが、動物実験で確認されている。

実際、先進国の人は、**すべての果物と野菜を合わせたよりも多くの抗酸化物質を、コーヒーから摂取している**のだ。

コーヒー豆には、死亡率に何らかの影響があるとされる化合物が１０００種類以上含まれている。こういった成分が不思議な方法で組み合わさって、さまざまな予防効果をもたらしている。

シドニー大学の研究者は、コーヒーは糖尿病リスクを低下させると結論づけたうえで、こう述べている。「コーヒーのどの予防効果も……カフェイン単体の作用ではなく、これまで推測されているように、マグネシウム、リグナン、クロロゲン酸などの多様な化学成分が関与している可能性が高いことを、本研究の結果は示している」

主成分はもちろん、カフェインだ。カフェインは、60種類以上の植物に含まれる刺激物質である。主に**脳と神経系に作用して、活力と集中力を一時的に高める**。カフェインの存在が多くの健康効果をもたらしているのはまちがいない。

実際、1杯のコーヒーには、同量の紅茶やコーラ、または約30グラムのチョコレートの約2・5倍から4倍ものカフェインが含まれている。

しかし注目すべきは、カフェインを含む紅茶やコーラには、コーヒーのようなめざましい健康効果のすべては確認されてはいないということだ。あまり知られていないが、ラージサイズのコーヒー1杯には、アナシンやエキセドリンといった市販の鎮痛薬1回分以上のカフェインが含まれている。

■ドーパミンの「脳内濃度」を高める

カフェインには、ほかの化学物質の働きを高める特性もある。カフェインは摂取すると速やかに血流に吸収され、作用し始める。**カフェインの血管収縮・血流低下作用が、健康**

効果に関係しているとも考えられている。カフェインはアデノシンという神経伝達物質の働きをブロックし、その結果としてほかの神経伝達物質の作用を増強するのだ。

たとえば、カフェインは**脳内の報酬や快楽に関わる中枢を制御する神経伝達物質のドーパミンの脳内濃度を高める**ことが確認されている。アドレナリンの分泌を促して活力を一時的に高める、肝酵素の血中濃度を低く抑える、といった効果もあるようだ。

またアスピリンやアセトアミノフェンなどの一般的な鎮痛薬の効きをよくし、頭痛や、ときにはぜんそくの症状を急速に鎮める作用もある。

だがどんな天然物質についてもいえることだが、コーヒーの効果のなかには問題を引き起こすものもある。１６７４年の「コーヒー反対を訴える女性の嘆願書」には、こんなことが書かれていた。「男たちはコーヒーのせいで時間を無駄にし、舌をやけどし、金を浪費しています。すべてはあの少量の卑《いや》しい、黒い、ドロドロの、不快な、おぞましい、臭い、吐き気をもよおす泥水のせいなのです」

まあ、ここまでひどくないにしても、コーヒーは発育不良や心臓の不調、がんなどの原因になると考えられていた。だが**そうした主張のほとんどが誤りであることが、いまでは証明されている。**

■飲みすぎると「心不全」リスクが心配

とはいえ、コーヒーとの関連性が示唆される健康問題は、現に存在する。とくに1日2杯以上飲む場合だ。ひとつめはもちろん、中毒性があること。コーヒーを飲み始め、そのことに神経系が慣れてしまうと、やめるのはとても難しくなる。やめると頭痛や吐き気などの禁断症状が続いたり、異様な疲れや落ち込みを感じることもある。**身体が適応できる以上のコーヒーを飲めば、刺激過剰になる**。

カフェインのとり過ぎは、イライラや頻脈、興奮、不眠、ひどい胸焼けを生じることがある。意外だが、胸焼けはカフェインレスコーヒーでも起こる。焙煎したコーヒー豆に含まれるペプチドが胃の壁細胞《へきさいぼう》に作用して、胃酸の分泌を促すことが胸焼けの原因だ。だがいちばん懸念されているのは、コーヒーが、いやそれをいうならすべてのカフェイン含有飲料が、心臓におよぼす影響だ。

カフェイン入りコーヒーを飲むと、心臓の鼓動が速くなるのは事実だ。しかし**心拍数の上昇が心臓の不調を招くことは確認されていない**。

ベス・イスラエル・ディーコネス医療センターの循環器疫学研究部門ディレクター、マレー・ミットルマンによれば、カフェイン入りコーヒーが血圧の急激な上昇を招く場合があることは動物実験で示されており、「高血圧は多くの循環器疾患の危険因子であるため、コーヒーは心臓に悪いと考えられてきた。しかしコーヒーを飲んだ直後はたしかに血圧が上昇するが、**長期的には健康によい効果があることが、複数の研究からわかっている。**コーヒーには、抗酸化物質などの活性成分が多く含まれ、それらが2型糖尿病と、ひいては心不全のリスク低減効果をもたらしているのかもしれない」という。

ミットルマン博士らは、主に北欧に住む男女14万人を対象とした5件の大規模研究のデータを分析した結果、少量のコーヒー摂取は心不全のリスクにほとんど影響をおよぼさないが、**1日4、5杯になるとリスクが増大する可能性がある**と報告している。

■カフェインは「カルシウムの吸収」を妨げてしまう

アメリカ心臓協会は、コーヒーを1日4杯以上飲むことの影響については相反する結果が報告されているが、1日2杯の摂取が問題を引き起こすというエビデンスはなく、むしろ心臓によいかもしれないと指摘する。

同様の結果が、ほかの優れた研究でも確認されている。

女性健康調査は、45歳以上のアメリカ人女性3万3638人を16年間追跡した結果、コーヒーの摂取と心房細動[*1]リスク増大のあいだに関連性がないことをデータは示している、と報告した。

とくに大きな懸念を呼んでいるのが、コーヒーを飲むとカルシウムが失われ、骨密度の減少を招くため、とくに女性は骨粗鬆症になりやすいという考えだ。**カフェインは、強い骨をつくるのに欠かせないカルシウムの吸収を妨げる**ことが知られている。

これに関しては、相反するエビデンスが存在する。食品・薬品・化学物質の毒性作用に関する専門誌『フード・アンド・ケミカル・トキシコロジー』の2002年の報告によると、カフェイン摂取はカルシウム吸収率のわずかな低下をもたらすが、その程度の低下は、**小さじ1、2杯の牛乳を加えることで簡単に取り返せる**という。

また栄養・代謝学の専門誌『ニュートリション・アンド・メタボリズム』に2010年に掲載されたスウェーデンの研究は、高齢者の男女700人を調査し、1日約4杯のコーヒーを飲む男性は骨密度がわずかに低下したが、女性にはそうした影響は確認できなかったと報告し、こう結論づけている。「この研究では、ほかの研究と同様、カフェイン摂取と女性の骨塩量《こつえんりょう》の低下との関連性は認められない[*2]」

他方、1日4杯以上のカフェイン入りコーヒーを飲む女性の少数に、骨粗鬆症の進行の加速が認められたとする研究もある。**アメリカ骨粗鬆症財団は、女性はコーヒーの摂取を適量にとどめるよう、呼びかけている。**

またコーヒー、とくにカフェインが、妊娠中の女性に与える影響を懸念する声もある。なかでも心配されるのが、胎児への影響だ。現在、アメリカ産科婦人科学会（ACOG）は、1日1杯のコーヒーが流産や早産のリスクを高めることはないとしている。

ACOG周産期委員会委員長のウィリアム・バース博士は、「今日までのエビデンスを精査した結果、**適量のカフェイン摂取には、流産や早産を誘発するほどの大きな影響はない**ように思われる」と述べている。

■デメリットを避けるには、夕方以降は飲まない

だがカフェイン入りコーヒーをはじめ、あらゆる刺激剤の効果といえば、なんといっても覚醒作用だろう。車を運転しているときや、仕上げなくてはならない仕事があるときは

＊1　心房細動：不整脈の一種。
＊2　骨塩量：骨に含まれるミネラル成分の量。

とても助かるが、不眠症や睡眠不足は深刻な問題を招くこともある。

規則正しい睡眠習慣は健康に欠かせない。睡眠はただ気分をすっきりさせるだけでなく、体内の組織を最適化するための時間でもあるのだ。

ニューヨークのモンテフィオーレ医療センターの睡眠・覚醒障害センターでディレクターを務めるシェルビー・フリードマン・ハリス博士は、「睡眠中はホルモンやインスリンのレベルが安定し、血圧が低下するなど、体内で多くの変化が見られます。十分な睡眠をとらないと、こういった機能がうまく働かなくなります」という。

体内でカフェインの効果が半減するまでにかかる時間は6時間ほど。だから昼過ぎまでに最後のコーヒーを飲んでしまえば、夜はぐっすり眠れる。だがなかにはわずかなカフェインを摂取するだけで、熟睡のメリットを得られなくなる人もいる。

そして最後に、コーヒーのもうひとつの問題点を、バルザックが指摘している。「コーヒーはわが人生の大きな力だ。その並外れた効果をこれまで目の当たりにしてきた。コーヒーは体を燃え上がらせる。コーヒーのおかげでインスピレーションが湧くといわれるが、しかし退屈な輩《やから》がコーヒーを飲んでも退屈さが増すだけだ！　だってそうだろう、パリには深夜営業の食料品店が増えているのに、作家の精神性は高まっていないのだ」

どれだけの「量」を飲むべきか？

コーヒーの健康効果ははっきりわかったと思うが、「どれだけ飲むべきか」という問題が残っている。簡単に答えると、身体が適応できる量、ということになる。

夜眠れなくなったり、イライラや不安が募《つの》ったりするようなら、それは飲み過ぎというものだ。**生クリームやらシロップやらで何百キロカロリーも余計にとっているなら、それもたぶん飲み過ぎ**だろう。

最近90歳の誕生日を迎えた知り合いの男性は、毎日コーヒーを40杯がぶ飲みし、たばこを2箱も吸う生活を長年続けていたが、あるとき「数か月間、生死の境をさまよった」そうだ。それからというもの、コーヒーの量を減らし、たばこを完全に断ったおかげで、いまも毎日働きに出ている。

毎朝地元のコーヒーショップで会う別の知人は、1日1杯でさえ体にこたえるという。ただしバルザックがいうように、体にこたえるのはコーヒーではなく、退屈なコーヒー仲間なのかもしれないが！

健康的な摂取量を推奨するのがなぜ難しいかといえば、豆によるちがいが大きいうえ、種類も淹れ方も千差万別だからだ。

紅茶やワインにはいろいろな種類があり、原産地や風味、効果などに基づく名で呼ばれることが多いが、コーヒーはただ「コーヒー」と呼ばれることがほとんどだ。

■ほとんどの健康的な成人にとって「4杯」は安全

加工方法や淹れ方も、風味のちがいを生むだけでなく、効果にちがいを生むことがある。**ペーパーフィルターは、LDL（悪玉）コレステロールの血中濃度を上げる作用のある、カフェストールと呼ばれる物質を吸収してくれる**。だがフレンチプレスで淹れたコーヒーや煮出したコーヒーには、豆に含まれるカフェストールのほぼすべてが入ってしまう。

コーヒーの実を摘むところから、最終的にコーヒーがカップに注がれるまでの各工程が、コーヒーにちがいを生じさせる。ただしコーヒーに関する研究のほとんどは疫学研究で、コーヒーを種類や淹れ方で区別していない。

したがって**コーヒーには1日の摂取推奨量というものはない**。

私自身はコーヒーに目がなく、多いときで1日4、5杯飲むこともある。いつもはスキムミルクを入れるが、ブラックで飲むこともあり、甘みは加えない。

ハーバード大学公衆衛生大学院のロブ・ヴァン・ダム博士によると、身体が適応できるなら1日5、6杯のコーヒー（約600ミリグラムのカフェイン）を摂取しても悪影響はないそうだ。

メイヨー・クリニックは、「**ほとんどの健康的な成人にとって、4杯は安全だろう**」としている。アメリカ医師会（AMA）は、2、3杯が標準で、10杯は飲み過ぎだという。

またAMAは、コーヒーに甘味料やフレーバーシロップをどっさり入れるのは、隠れた肥満の原因だと指摘する。アメリカ食品医薬品局は、コーヒー3、4杯に含まれる400ミリグラムのカフェインは、健康的な成人にとって安全な量だとしつつも、ほかの食品、たとえばソフトドリンク、チョコレート、ガムなどからもカフェインを摂取していることにも気をつけるべきだとくぎを刺す。

そんなわけで私のベストアンサーは、「ベストアンサーなどない」である。ふだん飲んでいる量が適量といっていいだろう。

フランスの名外交官タレーラン公もいっている。「口当たりのよいモカは、ほどよく血を沸き立て、脳に共感力を与えてくれる。**仕事が楽になり、夕飯時まで苦もなくすわっていられる**。おかげで元気が回復し、落ち着いて美味な食事を楽しめる」

さいわいなことに、私はコーヒーの香りと風味が大好きだ。毎朝午前6時ごろ、通勤途中にお気に入りのコーヒーショップに寄り、深煎りでコクのあるラージサイズのコーヒーを買うのを日課にしている。そこで3人の友人と10分か15分ほどすわっておしゃべりをしてから、車に戻って職場に向かう。そしてたいてい午後5時ごろまでには、この魔法の不老不死薬をもう2、3杯飲んでいる。

Pick up
研究結果より

「コーヒー」は脳や心臓から歯にまでいい

・1日2～6杯のコーヒーを飲む人は、飲まない人に比べて、**全死因死亡率が男性の場合は約10%、女性は約15%**低かった。
・コーヒーを定期的に飲む人は、**2型糖尿病のリスクが有意に低かった**。
・コーヒーを1日2杯以上飲む女性は**脳卒中リスクが19%低く**、飲む量が多いほどリスクも低かった。
・コーヒーはパーキンソン病や、アルツハイマー病をはじめとする**認知症と診断される可能性を低下させることがわかっている。

・カフェインは脂肪燃焼を促すことがわかっている数少ない天然物質のひとつで、肥満の人の脂肪燃焼率を10％、やせている人では29％も高めることが報告されている。

・カフェイン入りコーヒーが運動負荷テストの成績を12％向上させた。

・ブラックコーヒーを飲む人は虫歯の発生率が有意に低かった。

LECTURE2

これを「自分の体」で大いに生成せよ

いま医学界で最もホットな研究の秘密

■誰もが「ビタミンD」をもっととる必要がある

もしも名探偵シャーロック・ホームズが科学者だったなら、「ビタミンDの怪事件」に魅了されたにちがいない！

ビタミンDは、ビタミンの名をかたるペテン師だ。その効果は謎に包まれている。どんな作用があるかはわかっているが、具体的な影響に関するエビデンスはほとんどあがっていない。この物質について確実にいえるのは、ひとつだけ。

どんな人にも必要で、多くの人が食事でとれる以上の量を必要としている。

あるとき私はシンガポールで卒後医学研修を教えることになり、ハーバードメディカルスクールの同僚3人と長い空の旅をともにした。3人は心臓病学、腫瘍《しゅよう》学、腎臓病学の分野の著名な教授だった。

話のついでに、ビタミン剤を飲んでいますかと聞いてみた。2人はビタミンD3だけはとっていると答え、3人めの心臓専門医は、ビタミンDはとっていないが、健康には自信があるから必要ないといい放った。

私は1日2000〜4000IU（国際単位）のビタミンDを摂取しているといい、

「ボストンに戻ったらすぐ、ビタミンD3濃度をチェックされるといいですよ」と勧めた。

帰国後数日して彼から電話があり、驚いたような声でこういってきた。「なんと、ビタミンD3濃度が検出不能だったんですよ」。すぐに1週あたり5万IUのビタミンD3を12週間摂取し始め、いまは1日2000〜4000IUを摂取しているそうだ。

■医学界で注目されている新しい分野

ビタミンDは「太陽のビタミン」とも呼ばれ、医学界でいまいちばんホットで新しい分野である。かつて目立たなかったこの物質は、突如として多くの推測を呼ぶようになり、多くの研究がなされるようになった。因果関係を示すエビデンスはまだあまり得られていないものの、ビタミンD3の欠乏と、うつ病からがんまでの疾患との関連性について興味深い研究結果が数多く報告されている。

また、ビタミンDには**風邪から心臓疾患までのさまざまな疾患の予防効果があるとも考えられている**。最近では、血液検査を定期的に受けて、血中のビタミンD3濃度を測定しましょうと、患者に勧める医師も増えている。

とくに欠乏リスクの高い閉経後の女性や、色黒肌の人、ベールを着用している女性、多発性骨折の人、妊娠中や授乳中の女性、炎症性腸疾患の人に推奨される。

とはいえ、ビタミンDの正常値については、コンセンサスがないのが現状だ。

そもそも「ビタミン」とは何なのか？

健康を維持するために毎日ビタミンを摂取するのが大切とは知っていても、ビタミンとは何なのかを理解している人はとても少ない。

ビタミンの基本原則とは、**「体内で生成されず、何らかのかたちで外界から得なければならない、健康維持に必要不可欠な栄養素」**というものだ。これがビタミンである。

1905年にイギリスの生化学者サー・フレデリック・ホプキンスは、人間が正常に成長し健康を維持するために欠かせない、そうした栄養素の一部が、普通の食品に含まれていることを発見した。

1912年にはポーランドの生化学者カシミール・フンクが、「生命（vita）に不可欠なアミン（amine）」、略して「ビタミン（vitamine）」と名づけ、**壊血病のほか、くる病、ペラグラなどの病気を予防、治療する効果がある**という説を唱えた。

フンクがこの名前をつけたのは、アミンと呼ばれる有機化合物の一種だと誤認していたからだ。アミンとは（窒素と水素からなる）アンモニアの化合物である。

数年後、ビタミンにはこの定義にあてはまらないものが多いことが明らかになると、末尾のeを落としたvitaminに改名され、それが用語として定着した。


ビタミンDの物語は、いまから2世紀ほど前に始まる。1822年にポーランドのワルシャワで医師をしていたイェルゼイ・シニャデツキは、**くる病にかかる人が工場の煙で汚染された都市部に多く、農村地帯にはほとんどいない**ことに気づき、不思議に思った。

くる病は主に子どもの骨が軟化し、変形や骨折をきたすおそろしい病気である。脚や脊《せき》柱《ちゅう》の湾曲、手首や足首の腫《は》れなどの症状が見られる。

日照不足が原因ではないかと考えた彼は、子どもを2つの群に分けて実験を行い、**日光を浴びることで病気を予防、治療できる**ことを証明した。

その後、皮膚が日光に当たると体内で生成される保護物質が、ビタミンD3だと判明した。1世紀後にアメリカとイギリスの研究者が、照射食品（殺菌・殺虫と貯蔵期間の延長のために放射線を照射した食品。照射には天然のビタミンD3の効力を高める作用もある）にも、子どもや若者のくる病と、その成人版の骨軟化症《こつなんかしょう》を予防する効果があることを証明した。先進国のくる病は、ビタミンD3を強化した牛乳やパンによって、「狂騒の20年代」

の終わりにはほぼ根絶された。

■ビタミンDは「ホルモン」である

皮肉なことに、一般的な定義によれば、ビタミンDは厳密にはビタミンではない。

ビタミンは、食品に含まれる化合物で、体内の生理的プロセスを正常に機能させるために必要な栄養素と定義される。ビタミンは健康維持に不可欠で、病気を予防する効果があるが、**体内では自然につくられず、特定の食品を食べることによって取り込む必要**があり、そうしなければ、身体は正常に機能することができない。

しかしビタミンDだけはほかの一般的なビタミンとちがって、日光などの紫外線を浴びることによって体内で生成できることが、ビタミンに分類されて何年も経ってから判明した。

実際、適切な条件があれば**日光に当たることで必要量のすべてを得ることもできる**。

つまり体内で生成できるのだから、真のビタミンではない。定義からいうと、ビタミンDはホルモンということになる。

ホルモンとは体内の特定の器官（この場合は皮膚）によって生成され、血流によって全身に運ばれ、ほかの器官や組織に生理学的影響をおよぼす物質である。1971年に科学用語で「ビタミンD3ホルモン」に分類し直されたことで、ようやくこの問題にけりがついた。

もっとも、何と呼ばれようと、ビタミンDが体に必要なことに変わりはない――しかもかなりの量が必要だ。これはいったん摂取されるか、皮膚によって生成されると、肝臓と腎臓で活性型ビタミンDに変換される。骨、筋肉、心臓細胞、脳細胞、脂肪細胞など、**体内のほぼすべての組織と臓器は、ビタミンDがなければ最適に機能することができない。**

またビタミンDには細胞の成長と発達、免疫機能、代謝調節をつかさどる遺伝子を制御する働きもあるようだ。つまり、ビタミンDは体内のほぼすべての組織に影響をおよぼすともいえる。

■日光に当たるのが「ベスト」の方法

ビタミンD3ほど、健康・フィットネス界で過小評価されている栄養素も珍しい。

この物質が体内に取り込まれたあとでどのように作用するかについては、理解が進んでいる。代謝されると（つまり体内で利用可能な化学物質に変換されると）、体内のさまざまな機能の調節の役に立つ。とくにカルシウムとリンの吸収を促進する働きがある。ビタミンDは体に不可欠な物質で、それを必要とする組織や臓器に十分な量が行き渡らないと、体組織全体が不調に陥《おちい》ってしまう。

しかし困ったことに、ビタミンD欠乏がさまざまな健康状態におよぼす影響は、まだよく理解されていないのだ。

重病患者の多くに見られる生化学的異常のひとつがビタミンD欠乏だということはわかっていて、科学者や研究者の関心を集めている。だが欠乏が疾患に関与しているのかどうか、またどのように関与しているのかは、まだ誰も明らかにできていない。

ビタミンD欠乏がそうした症状を引き起こすのか、それとも疾患の結果として欠乏が生じるのか？　おなじみの「ニワトリが先か、タマゴが先か」の問題だ。

ビタミンD欠乏とさまざまな健康状態との関連性が認識されたのは、先進国でもわりあい最近のことだ。1822年当時のワルシャワ市民とはちがって、いまではほとんどの人がビタミンDを十分含む食品（ビタミンD強化牛乳やチーズ、魚など）を簡単に手に入れられるし、屋外で長時間過ごせばビタミンD濃度を高めることができる。

ビタミンD3を得るには、日光に当たるのがいちばんだ。

どんな商業組織も、また（所有、特許取得、商標登録などの）どんな方法を使っても、日光を支配することはできない。

日光は誰でも無料で簡単に利用できる。誰も日光を独占して利益を得ることはできないのだ。そのため、どんな企業も日光の健康効果を徹底的に研究する経済的動機をもたない。ごく最近まで日光に注目が集まらなかったことには、そんな事情もある。

■次々と「骨折」が起こった理由

研究者や医師だけでなく、一般人もとくに関心を払っていなかった。マサチューセッツ州立大学医学部家庭医療学教授で、有名な医学教科書『5分でわかる臨床マニュアル』（未邦訳）の編者でもあるフランク・ドミノ博士は、北アフリカのスーダンからマサチューセッツ州の中心部に移住してきた家族の担当医を、1999年から務めている。ドミノ博士はこう語る。

「彼らがアメリカに移住してから2年ほどたったころでしょうか。4人きょうだいの長男がサッカー中に膝の前十字靱帯《ぜんじゅうじじんたい》を断裂しました。その直後に次男が足を、三男が腕を骨折したんです。**1年半後には4人ともが、腕か足の骨折を経験しているありさまでした。**児童虐待かネグレクトを疑い、両親に来てもらいました。

ところがやってきた父親が、腕にギプスをはめているじゃありませんか。何かがおかしいと、そのときピンときましたね。それで『どうされましたか？』と聞いてみたわけです。『それがわからないんですよ』という答えでした。『止まっている車のミラーに腕をぶつけただけなのに』と。

何かとてもまずいことが起こっているのでは、と不安になりました。内分泌科医に相談して家族全員の採血をし、25－ヒドロキシビタミンDの数値を調べてみました。すると**息子たちの3人が3人とも、血中ビタミンD濃度がとても低かった**。でもいちばん心配だったのは10代の娘で、体内にビタミンDがほとんど存在しない、『検出不能』のレベルだったんです。ただちにビタミンDの大量投与を始めました。

この不名誉な経験を胸に刻んで、ビタミンDの代謝と欠乏について、またいちばん重要な診断と治療についても学びました。いまもこの家族を受けもっていますが、あれ以来誰も大きなケガはしていませんよ」

■「妊婦」や「子ども」の重篤な疾患を予防する

ビタミンD3はカルシウムとの相互作用で骨を強くし、**歯の健康を保つことがわかって**

いる。またビタミンＤ３に、重篤な症状や疾患を予防、軽減する効果があることを強力に裏づける研究が相次いでいる。

ピッツバーグ大学公衆衛生大学院の研究者は、正常な妊娠を経験した女性３０００人と、子癇前症《しかんぜんしょう》を発症した女性７００人から採取した血液サンプルを比較した。子癇前症は非常に重篤な、母子ともに死の危険さえある疾患だ。

２０１３年に疫学分野の専門誌『エピデミオロジー』に掲載されたこの研究は、ビタミンＤが欠乏していた女性は、適切なレベルの女性に比べて、**妊娠26週までに重度の子癇前症になる確率が40%高かった**と報告している。

妊娠中のビタミンＤ欠乏と、危険をはらむさまざまな問題とを関連づけた研究は、ほかにもある。

ソウル大学医学部で行われ、２０１３年に産婦人科の専門誌『アメリカン・ジャーナル・オブ・オブステトリックス・アンド・ジャイネコロジー』に掲載された韓国の小規模な研究は、**妊娠性糖尿病と診断された妊婦の85%が血中ビタミンD濃度が低かった**ことを示して先行研究を裏づけるとともに、欠乏が低出生体重や骨粗鬆症《こつそしょうしょう》の発症などの問題を招きかねないことを示唆《しさ》した。

悲しいことに、ビタミンＤ欠乏は世界中の子どもに多く見られ、深刻な医療問題を引き起こすことがある。

小児感染症学の専門誌『ペディアトリック・インフェクシャス・ディジーズ・ジャーナル』に掲載された２０１３年のコホート研究は、コロンビアの首都ボゴタに住む、主に中低所得層の８〜９歳の子ども約３０００人を1学年にわたって追跡し、次のように報告している。

「ビタミンD欠乏の子どもは、ビタミンD濃度が十分な子どもに比べ、嘔吐、嘔吐下痢症（ウイルス性・細菌性の急性胃腸感染症に多い症状）、発熱を伴う耳痛《じつう》、耳漏《じろう》になる確率が高かった。また下痢と嘔吐の日数が2倍長かった。……これらの結果は、子どもの感染症におけるビタミンDのリスク低減効果を裏づける数多くのエビデンスのひとつになるだろう」

■摂取量によって「結腸がん」の発生率が半分だった

ビタミンD欠乏と重篤な疾患との関連性を初めて示唆したのは、病理学者のフランク・アパリーが１９４１年に発表した統計的研究である。

この研究では、アメリカの皮膚がん以外のがんの発生率が、年間日照量の少ない高緯度地域に向かって北上するにつれて高くなることが示された。このことから、**日光は「皮膚がん以外のがんに対する部分的免疫」を提供しているはず**だと、アパリーは断定した。

1974年にフランク・ガーランドと弟で疫学者のセドリック・F・ガーランドは、ジョンズ・ホプキンス大学で行われたセミナーのスライドを見て驚愕した。アメリカ北部は南西部に比べて、乳がんと結腸がんによる死亡率が2倍近く高かったのだ。理由は解明されておらず、バーベキューの習慣や発がん性物質の摂取、汚染その他の環境要因のせいではないかと推測されていた。

そのころちょうどカリフォルニア州サンディエゴから中部のメリーランド州ボルチモアまで車で大陸を横断したばかりだったガーランド兄弟は、日照量のちがいが死亡率の差を生む要因のひとつにちがいないと考え、それを証明するための研究に取りかかった。

6年後に疫学の専門誌『インターナショナル・ジャーナル・オブ・エピデミオロジー』に掲載された彼らの研究は、**ビタミンDに結腸がんのリスクを大幅に低減する効果がある**ことを示唆した。

フランク・ガーランド自身がのちに述べているように、2人の報告は、日光を「皮膚がんの危険な原因であり、避けるべき災い」と見なす人たちのあいだでとくに物議をかもした。

ガーランド兄弟は、この関連性を証明することに生涯をかけて取り組んだ。シカゴ在住の男性を20年間追跡したコホート研究によって、**ビタミンDの摂取量が最も多い群は、最も少ない群に比べて結腸がんの発生率が半分**であることを示した。

これはビタミンDとカルシウムのサプリメントが結腸がんのリスクを減らすことを証明した、初めての研究となった。2人が行ったほかの研究からも、これらを裏づける結果が得られている。

■「多発性硬化症」に日光曝露量が関与している

それ以降に行われた多くの研究が、ビタミンD欠乏が一般的な種類のがん、とくに前立腺がんの発生率の上昇と関連しているという主張を、ほぼ一貫して支持している。

前立腺がんはアメリカでは男性が罹患するがんのなかで最も多いがんで、年間死亡者数は3万1000人を超える。1990年に、**ビタミンD3欠乏が前立腺がんの主な原因もしくは促進要因なのではないか**という推測が出された。

この結論を支持する統計的なエビデンスはかなりあった。ビタミンDが豊富な魚油を食事で多く摂取する日本人男性に比べて、アメリカ人男性は前立腺がんの発生率が10倍近く高いという、不可解な事実もそのひとつである。

当時の有力な研究者のひとりに、ウェイクフォレスト大学の疫学者ゲイリー・シュワルツがいた。

彼はガーランド兄弟と同様の研究を行い、確かな統計的エビデンスを得た。加えて、**前立腺がんと診断される確率が低い**ことを示す、**日光を浴びる時間が長い男性は前立腺がんと多発性硬化症による死亡率とのあいだに興味深い相関を発見した。多発性硬化症の発生にも、日光曝露量が関与している**ことが知られている。

シュワルツは、がんの原因を探るために研究者になったのではないという。

「もとは霊長類学者でした。霊長類の進化、とくに肌の色や色素の進化に関心がありました。夢中で取り組んでいましたが、そのうちに動物の進化のしくみの解明に一生を捧げたって、全世界で7人ほどにしか興味をもってもらえない、と気づいたんです。

でも、もし何かの病気が特定の集団に多発する原因を解明し、その原因を解消することができたなら、動物の研究と同じくらいの知的労力を費やした取り組みに、きっと7万人の関心を集められるはずだと」

北へ行くほど「前立腺がん」の死亡率が高かった

シュワルツは人生計画を変更し、博士号取得後また大学に戻り、疫学の学位を得た。

「研究を始めたころは、前立腺がどこにあるのかも知りませんでした。前立腺がんをテーマに選んだ理由はただひとつ、指導教官が勧めてくれたからです。いざ取り組んでみると、確実にわかっていることがほとんどないことに驚きました」

シュワルツは興味深い事実を次々と発見する。

そのひとつが、**アフリカ系アメリカ人は白人に比べて、前立腺がんの発生率と死亡率がずっと高い**、というものだ。死亡率は白人のなんと2・4倍にも上る。白人よりもアフリカ系アメリカ人のほうがかかりやすい疾患には、くる病もある。

「くる病の原因のひとつが日光曝露の不足にあることは、周知の事実です。また色黒肌の人はメラニン色素が多く、そのために紫外線の吸収が妨げられ、ビタミンD3を生成しにくいため、くる病になりやすいこともわかっています。

単純なようですが、もしも黒人がビタミンD3欠乏によって引き起こされることがわかっている病気にかかるリスクが高いというのなら、**同じ原因をもつ別の病気にもかかりや**

すいのでは、と考えました。くる病をもとにしたビタミンD3欠乏モデルを、前立腺がんにも当てはめられるかもしれないと考えたわけです」

約20年前にガーランド兄弟の好奇心に火をつけたのと同じタイプのデータに、シュワルツも魅了された。

まず全米3073郡のそれぞれについて、前立腺がんによる死亡率と年間紫外線量とを比較した。「白人（のデータしかなかった）では死亡率と紫外線量とのあいだにはっきりした負の相関がありました。つまり**北へ行くほど日光照射量は減り、前立腺がんの患者は増えたのです。**前立腺がんはメイン州のほうがボストンより多いが、ボストンはバージニア州より多く、南端のフロリダ州に至るまで、ずっとこの傾向が続きます」

日光に当たりすぎるとがんになりやすいと長年考えられてきたため、**日光を浴びることでむしろがんを予防できる、**というシュワルツの主張は冷笑を買った。彼自身、こう語っている。

「そんな荒唐無稽でキャリアの妨げになるような研究はおやめなさいと、それはもう、いろんな人に諭されましたよ。私のためを思っていってくれたんでしょうね。

90年代半ばに参加した会議で、著名ながん専門医らが前立腺がんについて意見を交わしていたときなどは、ひとりが膝を打って、そう、文字通りピシャッと打って、大声でいったんです。『ちょっと待った、当ててみようか、日光だろ！』そして大爆笑ですよ。無理もないと思いましたね。名前も聞いたことのない学者が関連性を発見できただなんて、とても信じられなかったんでしょう」

「がん」の発生率を下げるという事実

シュワルツへの評価が完全に変わったのは1998年、前立腺細胞株が活性型ビタミンD3を生成できることを、彼の研究チームが証明したときである。

「ビタミンD3と前立腺細胞について実験を重ねました。私たちの説はなかなか受け入れられませんでしたが、とうとう**前立腺が活性型ビタミンD3を生成できる**ことを発見したんです。前立腺が自らビタミンD3を生成するなら、それを必要としているのは明らかです」

シュワルツの発見以来、さまざまな研究が彼の結論を裏づけている。

たとえば2001年にイギリスのキール大学医学部の研究者が、紫外線曝露と肌の色、前立腺がんのあいだに証明できる関連性があることを示唆する3件の研究を発表し、娯楽であれ仕事であれ、**日光を浴びる時間が長い男性は、前立腺がんと診断されるリスクが低**

かったと報告した。

日光曝露ががんの——しかも数種類のがんの——発生率を下げるという考えは、やがて事実として受け入れられるようになった。

国立がん研究所の医学誌『ジャーナル・オブ・ザ・ナショナル・キャンサー・インスティテュート』は、2005年にこう報告している。「アメリカの白人のあいだでは、**乳がん、前立腺がん、結腸がんなどの代表的ながんによる死亡率が、緯度とともにはっきりと変化する**。北部州の住人は南部州の住人に比べ、死亡率が高いのだ。社会経済的地位や、都市部か農村部か、ヒスパニック系か否か、その他の危険因子などの交絡《こうらく》変数*を考慮に入れても、このパターンは成立する」

ビタミンD3に、前立腺がんに対する強力な予防効果があることを示唆する研究成果が、いまも続々と報告されている。

がん臨床研究の専門誌『クリニカル・キャンサー・リサーチ』は2014年に、**ビタミンD3の低い血中濃度と悪性前立腺がんリスクの強い関連性**を示す研究を掲載した。この関連性は、とくにアフリカ系アメリカ人のあいだで強かった。ただし、ビタミンD濃度が

*交絡変数：ここでは、死亡率に影響を与えうるほかの要因のこと。

極端に高いと、前立腺がんのリスクがかえって高まることも、研究は示唆している。

■「炎症」を抑制するスイッチを入れている？

2004年、アメリカ国立衛生研究所のビタミンDとがんに関する会議で、初のヒト介入試験――対象者の生活習慣や行動に介入を加え、その結果生じた変化を計測する研究――の結果が発表された。

1日2000IUのビタミンD3投与が、前立腺がんの患者のPSA値を低下させるか、上昇を抑制したことを、トロント大学の研究者が示したのだ。PSA（前立腺特異抗原）とは、前立腺でつくられるタンパク質で、この数値が高いと前立腺がんの存在が疑われる。この研究によって、**ビタミンD3が前立腺がんの抑制と、おそらく予防に大きな影響を与えている**ことが示唆された。

これらの研究成果は、ビタミンDに前立腺がんを抑制する効果があることを一貫して示しているが、なぜそうなるのかはまだ解明されていない。

コロラド大学がんセンターの研究者によって行われ、前立腺研究の専門誌『プロステート』の電子版に掲載された2014年の研究は、次のように述べている。「前立腺がん細胞にビタミンDを加えると、増殖が抑制される。……前立腺がんに関して、ビタミンDがどの遺伝子のスイッチをオン／オフにしているのかを解明したかった」

この研究は、**ビタミンDが炎症を抑制する働きをもつ特定の遺伝子の発現を促す**ことによって、前立腺がんに影響を与えていると示唆する。炎症は「前立腺がんや胃がん、結腸がんなどの多くのがんの促進因子と考えられている」。

「紫外線」に意外な効果があった

以前から一部で推測されていた通り、ビタミンDの存在（または欠乏）は、結腸がんと前立腺がんに限らず、**膀胱がん、子宮がん、食道がん、直腸がん、卵巣がん、とくに乳がんなどのがんの発症リスクに直接影響をおよぼす**ことが明らかになっている。

たとえばフランク・ガーランドは１９８９年と１９９０年に、ビタミンD欠乏と乳がんの直接的関係を示す2件の研究を発表した。

またカリフォルニア大学サンディエゴ校ムーアズがんセンターの研究者が２００５年と２００６年に発表した研究は、１７５か国におけるがんの発生率と死亡率、有病率を追跡した世界保健機関（WHO）のデータベースを利用して、「日光曝露不足（ビタミンD欠乏）と子宮がんおよび腎臓がんとの明らかな関連性」を確認した。

前出の『ジャーナル・オブ・ザ・ナショナル・キャンサー・インスティテュート』の同じ号に掲載された２００５年の報告は、約７０００人を対象とした2件の疫学研究を引用して、「日光は非ホジキンリンパ腫のリスクを減らし、初期メラノーマ患者の生存率を高める」と示唆している。

これを裏づけたのが、ドイツのヨハネス・グーテンベルク大学の研究者が２００７年にがんの専門誌『インターナショナル・ジャーナル・オブ・キャンサー』で報告した研究成果だ。「日照量の多い地域で休暇を過ごした被験者や、サンベッドや太陽灯を頻繁に利用した被験者は、リンパ腫のリスクが全般的に低かった」。別のいい方をすると、紫外線曝露によって、リンパ系がんの発生率が統計的に有意に低下した。

ビタミンDはがんと診断されるリスクを下げるだけでなく、がん患者の生存率も高めるというエビデンスがある。

ボストンのダナ・ファーバーがん研究所が行った、結腸がん患者１０００人以上を対象とした研究では、**血中ビタミンD３濃度が高い患者の生存率は、濃度が低い患者の2倍だった**。同様のイギリスの研究では、ビタミンD３の血中濃度が低い皮膚がん患者は、濃度が高い患者に比べて、再発リスクが33％高かった。

「血圧」にも「心臓」にもいいという研究結果

多くの研究の統計的エビデンスが、低い血中ビタミンD濃度と、前立腺がんや結腸がんなどの高いリスクとのあいだに非常に強い関連性を認めているが、日光や紫外線のがん予防効果が臨床試験ではっきり証明されているわけではないことに注意が必要だ。

アメリカ国立がん研究所がん予防部門の前立腺泌尿器がん研究グループでプログラムディレクターを務めるロナルド・リーバーマン博士も、「ビタミンDが予防薬として有効だとはっきりいえるようなエビデンスは少しもありません」と認める。

それでも、説得力の高いデータが次々とあがっているうえ、**ビタミンD3が化学療法と放射線療法の効果を高める**ことは臨床試験で示唆されていると、リーバーマン博士はいい添える。

たとえビタミンDにがんを抑制する効果しかなくても、それだけでも誰もが十分な量を摂取すべき根拠になる。

しかし、なぜなのかはまだわかっていないが、**ビタミンDにはがん以外の重病を予防する効果もある**ようだ。

アメリカ人男性の死因第1位を占める心臓疾患も、そのひとつだ。ハーバード大学公衆衛生大学院とブリガム・アンド・ウィメンズ病院の研究者は、医療従事者約5万人を10年間追跡する研究により、心臓疾患とビタミンD欠乏の関連性を明らかにした。

追跡期間中に心臓発作を起こすか心臓疾患で死亡した男性は、500人弱だった。**ビタミンD3が欠乏している人は、濃度が正常な人に比べて心臓発作を起こす確率が2倍高かった**と、研究は結論づけている。

論文著者のエドワード・ジョバヌッチは、ほかの多くの報告と同様、ビタミンD3がなぜ、どのようにして予防効果をもたらすのかはわかっていないことを強調しつつも、ビタミンD3には血圧を下げ炎症を抑える効果があるほか、動脈石灰化を抑制する作用もあるかもしれないと示唆する。

■「死亡・脳卒中」になる確率が77%高かった

オーストリアのグラーツ大学の研究者たちが、平均年齢60歳の患者3200人のビタミンD3濃度を計測し、その後8年にわたって追跡したところ、この期間中に心臓疾患で死亡した人は463人で、そのうち307人はビタミンD濃度が低かった。ただしこの研究では「死亡率との因果関係は確認できなかった」と、研究者たちは強調している。

２００８年に循環器分野の専門誌『サーキュレーション』に掲載されたハーバードメディカルスクールの研究は、59歳以上の１７００人を7年間追跡し、**ビタミンDが欠乏している人は正常な人に比べて心臓発作、心不全、脳卒中のリスクが2倍以上だった**ことを示した。

だがここでも、筆頭著者のトーマス・ワング博士は断定的な見解を示すことができず、こう述べるにとどまった。「まだ証明されていないのは、ビタミンＤ欠乏が実際に心臓疾患リスクの上昇を招くかどうかである」

ソルトレークシティのインターマウンテン医療センターが２００９年に報告した研究も、同様の結論に達した。参加者約2万８０００人を2年間追跡したところ、この短い調査期間が終了した時点でビタミンＤ３濃度が最低レベルだった群は、正常濃度を維持した群に比べて、死亡するか脳卒中になる確率が77％高く、冠動脈性心疾患になる確率も50％近く高かったと報告している。

■減塩よりも「血圧」を下げる効果が大きい

だが、ビタミンDと死亡率の関連性を調べた最も包括的な疫学研究によって、低い血中ビタミンD濃度が、心臓疾患などによる早期死亡に直接関連していることが明らかになった。

2012年に終了したコペンハーゲン市心臓研究は、男女1万人以上を30年間追跡して、健康状態の変化をくわしく調べた。

追跡期間中に死亡した人は6747人で、「血中ビタミンD濃度が低い群と高い群は、罹患率《りかんりつ》と死亡率に大きなちがいがあった。……最も驚くべきことに、**ビタミンD濃度が最も低い群は、虚血性心疾患または心筋梗塞（心臓発作）で死亡する確率が81％高かった**」という。

また、この驚くべき結果の確証を得るために、17件の同様の研究を分析した結果、「ビタミンD濃度の低下が、心臓疾患の罹患率と死亡率の上昇に直接関連していることが、ほぼすべての研究で示された」と、論文著者のボーエ・G・ノルデストガード博士は述べている。

この関連性をさらに裏づけるエビデンスが、2014年のアメリカ心臓学会年次科学セッションで発表された。冠動脈造影検査（心臓疾患の病態を可視化する検査）を受ける患者の70％以上に、ビタミンD欠乏が見られたというのだ。

心臓疾患の主な原因のひとつに高血圧があるが、糖尿病・内分泌学の専門誌『ランセット・ダイアビーティス・アンド・エンドクリノロジー』の電子版に掲載された2014年の研究で、低いビタミンD濃度が高血圧に直接関連していることが示された。実際ほかの研究でも、**減塩よりもビタミンDを補充するほうが、血圧を下げる効果が大きい**ことが示されている。

ヨーロッパ10か国とアメリカ、オーストラリアの研究者によるメタアナリシスは、ヨーロッパ人を祖先にもつ男女15万5000人以上を対象とした35件の研究のデータを分析した結果、**ビタミンD濃度が10％上昇するごとに、高血圧の発症リスクが8・1％低下した**と結論づけた。

研究代表者の南オーストラリア大学教授エリナ・ヒッポネンは、「抗高血圧薬のコストや副作用を考えると、ビタミンDによって血圧を下げ、高血圧のリスクを軽減できる可能性はとても魅力的だ」と述べる。

また論文の筆頭著者カラニ・Ｓ・ビマレスワランは、「ビタミンＤのサプリメントや栄養強化食品によって一部の心臓疾患を予防できることを、本研究は強く示唆しています」と、２０１３年のヨーロッパ人類遺伝学会で語っている。

■「１型糖尿病」のリスクがこんなに簡単に下がる

結腸がんの発生率が日照量と直接相関しているのではないかという、ガーランド兄弟の最初の気づきは、代謝性疾患などのほかの重篤な疾患にも生かされている。

ビタミンＤが、１型糖尿病*に関与していることを示すエビデンスもある。

１万人の子どもを出生から30年間追跡したフィンランドの研究では、日光曝露の少ないフィンランドで成長した子どもは、年間を通して日照量の多いベネズエラの子どもに比べて、１型糖尿病になる確率が約４００倍も高いことが示された。

まだわかっていない何らかの理由から、フィンランドは１型糖尿病の発生率が世界で最も高い。だがこの２００３年の研究では、**幼年期にビタミンＤのサプリメントを摂取していた子どもは、のちに１型糖尿病と診断される確率が90%も低かった**のだ。

この驚くべき結果を裏づけたのが、ハーバード大学公衆衛生大学院による２０１３年の研究だ。「青年期に適正なビタミンD濃度を維持することにより、成人発症型糖尿病のリスクを最大で50％低減できる可能性がある」。論文筆頭著者のカッサンドラ・マンガーは、「1型糖尿病のような深刻な病気を、手軽で安全な介入によって予防しうるのは驚きである」と述べている。

タフツ大学とタフツ医科大学の研究者は、ビタミンDに2型糖尿病の予防効果もあることを発見した。

アメリカ糖尿病学会誌『ダイアビーティス・ケア』に2012年に掲載された彼らの研究は、参加者2000人以上から2年半にわたって採取した血液を分析した結果、「ビタミンDが1ミリリットルあたり5ナノグラム増加するごとに、**糖尿病発症リスクが13％低下した**」と報告している。

肌の色やその他の要因から糖尿病リスクが最も高いと判断された、参加者の3分の1を占める群では、血中ビタミンD濃度が最も高い人たちは、最も低い人たちに比べて2型糖尿病の発症リスクが39％低かった。

＊1型糖尿病：生活習慣が影響する2型糖尿病とは異なり、主に免疫の異常などによりインスリンが十分に分泌されなくなる疾患。

研究の共同責任者アナスタシオス・ピタス博士は、「人種・民族集団間のビタミンD代謝のちがいを考慮しても、**ビタミンD濃度が高いと、肌の色によらずすべての人の糖尿病リスクが低下するように思われる**」と述べている。

2型糖尿病に関してもほかの疾患と同様、ビタミンDになぜこれほど劇的な効果があるのかについて、さまざまな推測がなされている。

ピタス博士によれば、ビタミンDが膵臓のインスリン生成能力を高めることが、これまでの研究からわかっている。インスリンには、食物から得られたグルコース（ブドウ糖）の利用と貯蔵を促す働きがある。インスリン抵抗性が低い（インスリンの効きが高い）人は、2型糖尿病の発症リスクが低い。

また、肥満は糖尿病を招く主な要因であることがわかっている。そして肥満とビタミンD欠乏のあいだに密接な関係があることを、多くの研究が証明している。

だが一部の研究は、**ビタミンD不足が肥満を招くというよりは、むしろ肥満のせいで欠乏をきたしやすい**のだと示唆する。

ビタミンDに肥満を予防、軽減する効果があるようには思われないが、肥満の人にビタミンD欠乏が多いことは、肥満が2型糖尿病の引き金になりやすい理由のひとつなのかもしれない。

■ビタミンDは強力な「免疫調整物質」である

ビタミンＤ濃度は神経疾患にも、まだ解明されていない何らかのかたちで関与しているようだ。たとえば多発性硬化症（ＭＳ）は、免疫系が誤って中枢神経系を攻撃してしまう疾患だが、**年間を通して日照量の多い地域よりも、赤道から南北に遠く離れた地域で発生することが多い**。

やや古い研究になるが、１９７４年に環境研究の専門誌『インターナショナル・ジャーナル・オブ・エンバイロメンタル・スタディーズ』に掲載された小規模な研究は、ＭＳになりやすい遺伝的素因をもつ人たちのあいだで、環境要因、とくに**日照量がＭＳの誘発因子になる可能性がある**ことを示唆した。

それ以来、この説はいくつかの国際的研究によって裏づけられているが、本格的な研究が始まったのはつい最近のことだ。たとえばアメリカ医師会誌『ＪＡＭＡ』に掲載された、ハーバード大学公衆衛生大学院の研究者による２００６年の研究は、次のように報告する。

「共通の祖先をもつ人々のＭＳ発症リスクが移住とともに変化することから、環境要因の関与が強く示唆される。考えられる要因のひとつが、ビタミンD曝露である」

この大規模な前向き研究は、1980年代初期以降に収集された現役米軍兵士800万人以上の医療記録を精査し、こう結論づけている。

「本研究の結果は、ビタミンDにMSに対する保護効果があることを裏づける多くのエビデンスに加わるものだ。**ビタミンDは強力な免疫調節物質である**」

こうした結果に興味をもったアメリカ国立衛生研究所は、低いビタミンD濃度とMSの発症や症状再発との関連性を探る複数の研究に、現在資金を提供している。

■「認知機能」とはどう関連しているのか？

多くの人が気づいていないが、アルツハイマー病をはじめとする最も一般的な認知機能障害のいくつかは神経疾患と考えられていて、**それらすべてに血中ビタミンD濃度の低さが影響している可能性がある**。

内科専門誌『アーカイブズ・オブ・インターナル・メディシン』に掲載されたエクセター大学の2010年の研究は、高齢者858人を6年間追跡した結果、血中ビタミンD濃度が最低の群は、濃度が十分な群に比べて、調査期間中に全般的な認知機能低下の兆候を示す確率が60%高く、実行機能（計画、組織化、優先順位づけ能力）の低下を示す確率が31%高かったと報告している。

急性心血管治療学会の2014年年次総会で発表された、カリフォルニア大学サンディエゴ校医学部の研究は、50歳から79歳までの患者2万6000人を16年間追跡した8件の国際的研究のデータを分析した。

その結果、**低いビタミンD濃度と心臓疾患による死亡率との関連性が認められた**ほか、もうひとつ予想外の発見があった。

重篤な心臓発作を起こした人たちの神経学的予後*と、ビタミンD濃度とのあいだに、有意な関連性が認められたのだ。

この研究は、韓国のソウル病院で心停止後に蘇生した（その間、血液循環が止まり、脳に酸素が運ばれなかった）意識不明の患者53人のデータを調べたものだ。

心停止の6か月後、ビタミンD欠乏の患者の65%が「神経学的予後不良」だったのに対し、正常濃度の患者ではその割合は23%だった。実際、その時点までに**ビタミンD欠乏患者の29%が死亡していたのに対し、正常濃度の患者は全員生存していた**のである。

*神経学的予後：神経に関連した症状の見通し。重い認知機能障害が残るかどうかなど。

■「アルツハイマー病」の原因の除去を助ける

カタールの研究者は、ビタミンD濃度が注意欠陥・多動性障害（ADHD）に関与しているのではないかと考え、学齢期のADHDとそうでない子どもを同数ずつ、計2500人以上を対象に調査を行った。

その結果、この学習障害をもつ子どもたちは、そうでない子どもたちに比べて、ビタミンD濃度の平均値が15％低く、「**ADHDと診断された子どもたちは対照群に比べて、ビタミンD欠乏の度合いが大きい**」ことが示されたと報告している。

これらの研究によって、低いビタミンD濃度と脳機能障害の相関が明らかにされたが、なぜそうなのかはいまもわかっていない。

実験室研究では、ビタミンDにアルツハイマー病の原因とされる**脳内プラークを取り除く働き**があるらしいことが示されている。

たとえばカリフォルニア大学の研究者は、2012年にアルツハイマー病の専門誌『ジャーナル・オブ・アルツハイマーズ・ディジーズ』で、次のように報告している。

「ビタミンD3によって制御される細胞内機構に、アルツハイマー病の原因のひとつと考えられるプラークの主成分であるアミロイドベータの除去を促す作用があることが確認された。重要な遺伝子と細胞内のシグナル伝達系を活性化して免疫系を刺激し、**アミロイドベータタンパク質を取り除く働きがビタミンD3にあるらしい**ことを、初期の研究結果は示している」

論文著者のカリフォルニア大学リバーサイド校マシュー・T・ミツウィッキ博士によれば、アルツハイマー病協会の資金提供によるこの研究は、「活性型ビタミンD3が、遺伝子の発現と細胞の構造的・物理的機構を直接調節することによって、アミロイドプラークを除去するマクロファージ*の免疫活性における重要な調整物質として機能しているらしいことを示している」という。

■「認知症」発症への大きな影響

アメリカでは高齢化の進行に伴い、アルツハイマー病などの認知症の患者が急激に増え、既存施設での対応が難しくなりつつあることから、認知症の原因と予防・治療法を明

＊マクロファージ：アミロイドベータなどの体のなかの老廃物や異物を食べる免疫細胞。

らかにするための研究が盛んに行われている。

そのなかで、**ビタミンDの果たす重要な役割がますます認識されるようになっている**。ビタミンD受容体は、ビタミンDが使われない体内の部位にはほぼ存在しないが、これが脳に存在することが、研究によって確認されている。

またビタミンDの処理に必要な酵素も脳に存在することがわかっており、このことから、しくみは説明できていないがビタミンDの関与が示唆されている。

2014年に神経学会誌『ニューロロジー』に掲載された、エクセター大学医学部による研究は、アメリカ心血管健康調査の参加者約1600人から7年にわたり収集されたデータを検証した。

心血管健康調査とは、ビタミンD欠乏と認知症の関連性を調べるために行われた最大規模の研究で、アルツハイマー病協会の科学プログラム・ディレクター、キース・ファーゴによれば、「ビタミンDとアルツハイマー病の発症とのあいだに関連性が認められた」という。

ビタミンD濃度がやや低い参加者は、正常濃度の参加者に比べて、**何らかのタイプの認知症を発症するリスクが1・7倍で、著しく低い参加者は2倍以上（2・2倍）**だった。

米国内分泌学会誌『ジャーナル・オブ・クリニカル・エンドクリノロジー・アンド・メ

タボリズム』に発表された、別の2014年の研究は、19件の質の高い調査を検証した結果、ビタミンDが欠乏している人は正常濃度の人に比べて、**一生のうちに統合失調症（脳の疾患）と診断される確率が2倍だった**と結論づけている。

こうした神経学的研究の成果を考えれば驚くべきことではなかったが、栄養・代謝分野の専門誌『アナルズ・オブ・ニュートリション・アンド・メタボリズム』に掲載された、約2000人を対象としたフランスの2件の研究は、「食品からのビタミンD摂取と短期記憶とのあいだに、統計的に有意な正の相関関係が認められた」と報告している。

研究の参加者は調査期間中、定期的に報告を提出し、13年後に再調査を受けた。その結果、ビタミンD濃度と短期記憶（情報の貯蔵）のあいだに強い関連性が見られたが、ビタミンD摂取と陳述記憶（事実や出来事を思い出す能力）とのあいだには関連性は認められなかった。

■「骨の強化・維持」に重要な役割を果たしている

ビタミンD不足は、とくに高齢者にとっていろいろな意味で深刻な問題だ。オランダのある研究で、ビタミンDは**脳機能に影響をおよぼすほか、高齢者の運動能力にも関与して**

いることが明らかになった。

この研究は55歳以上の男女2000人以上を対象に、階段の上り下り、イスから立ち上がる、足の爪を切るといった簡単な日常動作能力のテストを行い、それからビタミンDの血中濃度を測定して、運動テストの結果との関連性を調べた。

その結果、ビタミンDの大幅な欠乏が「動作障害の数の増大と関係している」ことが確認されたと、『ジャーナル・オブ・クリニカル・エンドクリノロジー・アンド・メタボリズム』が2013年に報告している。

これはごく当然のことだ。**ビタミンDが骨の強化・維持に重要な役割を果たしていること**が初めて確認されたのは2世紀ほど前のことで、いまでは骨粗鬆症予防に欠かせない手段となっている。

骨粗鬆症とは、骨密度が減少する一般的な病気で、骨折をはじめさまざまな合併症を招く。骨中のカルシウムが減少することが主な原因だが、ビタミンDには腸からのカルシウム吸収を促進する働きがある。ビタミンDが骨粗鬆症の発症を食い止められるというエビデンスはないが、潜在的なダメージを軽減できる場合が多い。

国際骨粗鬆症財団によれば、「ビタミンDは、**骨と筋肉の発達、機能、維持を助ける栄養素**です。その意味で、骨強度を維持し、転倒や骨折を予防するうえで欠かせません。

……ビタミンD欠乏を防ぐことは、転倒・骨折の予防に多大な効果があります。……ビタミンDは骨代謝を促進し、転倒を防ぐことにより、骨折リスクを低下させるのです」。

■高齢者の「骨折」と「転倒」が減った

2014年のコクラン・レビュー（国際団体「コクラン共同計画」が、適切に実施された研究を収集し分析した結果をまとめた、定評あるレビュー）は、最近行われた53件の研究を分析した結果、**骨折（高齢者に多い股関節骨折を含む）の予防にはカルシウムを含むビタミンDサプリメントがとくに有効**だと報告している。

ただし注意すべき点として、カルシウムを1日700ミリグラムを超えて摂取しても、それ以上の骨密度上昇や骨折リスク減少の効果は期待できず、かえって心血管イベント*の発症リスクが増大しかねないことを、最近のデータは示している。

だがビタミンDに関しては、そんな心配は無用だ。

高齢者4万人以上を対象とした2009年の分析で、ビタミンDを毎日摂取することに

*心血管イベント：心筋梗塞や脳卒中などの心血管系の疾患。

よって「**股関節骨折と非脊椎骨折が20％減少した**」ことが確認され、その付随研究では転倒が19％減少したことが示された。

股関節骨折はアメリカをはじめ、世界中で大きな健康問題になっている。アメリカでは2003年の1年間で30万人以上が股関節骨折で入院した。股関節骨折は、高齢者の深刻な合併症や死亡のリスクを大幅に増大させる。

医学的な関心を呼んでいる障害のひとつに、アメリカ人男性にとても多い、勃起不全（ED）がある。原因を特定するために膨大な研究が行われており、原因や有効な治療法がいくつか明らかになっているが、性医学の専門誌『ジャーナル・オブ・セクシャル・メディシン』に掲載された2014年の研究は、**重度の勃起不全の男性は軽度の男性に比べて、ビタミンD欠乏の度合いが有意に高かった**と報告している。

女性では、低いビタミンD濃度が子宮筋腫（良性だが痛みを伴うことの多い子宮の腫瘍）の発症リスクを高めることを示唆する研究がある。

2013年に国際環境疫学会誌『エピデミオロジー』に掲載されたアメリカ国立衛生研究所の研究は、女性1000人以上（うち3分の2が子宮筋腫患者）の健康状態を調べ、血中ビタミンD濃度や血液検査の結果と比較した。

その結果、ビタミンD濃度が十分な女性は**子宮筋腫のリスクが32％低く、またビタミン**

D濃度が10％上昇するごとに、リスクが20％低下したと結論づけている。

研究の筆頭著者で疫学者のドナ・ベアードは、「十分なビタミンD濃度を保つことは、いろいろな健康状態を改善する効果があり、おそらく子宮筋腫もそのひとつなのだろう」と総括している。

■風邪やインフルエンザに「予防接種」以上の効果があった

日光との関連性が示唆される疾患のうち、最も一般的なものは風邪や流感などの呼吸器感染症だろう。昔から風邪は寒いときに引くものと決まっているから、暖かくして出かけなかったから具合が悪くなったのだと、誰もがあたりまえのように考える。

これを裏づけるエビデンスはいくらでもあるだろうが、最近ではビタミンD欠乏による免疫低下も一因と考えられている。

「風邪やインフルエンザの予防にはビタミンCがいちばん」というのが数十年前からの通説だが、**「太陽のビタミン」のほうが予防効果が高い**ことを強く示唆する研究成果が相次いでいるのだ。

日光からビタミンDを十分得ないと風邪になる、という説が最初に唱えられたのは19

８１年だが、本格的な研究が始まったのはごく最近のことである。

日照が少ない時期にビタミンDサプリメントを摂取してもほとんど効果がないとする研究も一部にはあるが、他方では興味をそそる結果も得られている。

栄養学の専門誌『アメリカン・ジャーナル・オブ・クリニカル・ニュートリション』に掲載された、２０１０年の日本の研究は、３５４人の子どもを対象に十分に制御された二重盲検ランダム化比較試験を行い、**ビタミンDは一般的な抗ウイルス薬よりも風邪とインフルエンザの予防効果が高かった**と結論づけている。

ビタミンDを摂取していた子どもの罹患率は、当初は対照群の子どもと変わらなかった。だが血中のビタミンD濃度が上がりきった１か月後になると、保護効果がはっきり現れた。

一般的な予防接種を受けた子どもはリスクが10％低下したのに対し、１日あたり１２００IUのビタミンDを摂取して感染にさらされた子どもは、**風邪とインフルエンザの罹患率が50％以上低下した**。

全体としてみれば、ビタミンDを摂取した子どもは対照群に比べて、**最も一般的な型のインフルエンザの罹患率が40％以上も低下した**のだ。

デンバーのコロラド大学救急医療科によって行われ、２００９年に内科医学の専門誌

『アーカイブズ・オブ・インターナル・メディシン』に掲載された最大規模の研究は、成人と若者1万9000人から6年にわたり収集したデータを分析した。

その結果、ビタミンD濃度が低い群は、正常または高い群に比べて、呼吸器感染症になる確率が36％も高かった。

「本研究は、風邪やインフルエンザなどの一般的な呼吸器感染症を予防するうえで、ビタミンDが重要な役割を果たすことを裏づけている」と、研究責任者のアディト・ギンデは述べている。

高用量補充が「すべての肺結核患者」に効いた

これに関連する領域でも、ビタミンD濃度の関与に関する研究が始まっている。ビタミンDが風邪やインフルエンザ、上気道感染に対して、少なくともある程度は保護効果があるという事実に着想を得て、結核などの呼吸器系疾患への有効性を調べる研究が進んでいるのだ。

抗生物質がまだなかった時代は、結核の治療といえば日光や人工太陽灯に当たることだった。実際、初期の南西部への入植者には、温暖で乾燥した気候が結核によく、南部ほど暑くないからという理由で移り住んだ人たちも多かった。

ビタミンD欠乏と結核のあいだに、たとえ希薄であろうと何らかの関連性があることは疑いようがない。2013年にインドの研究者が数件の小規模研究を引用して、「**ビタミンD欠乏と活動性結核の関連性を強く示唆するデータが相次いでいる**」と報告した。

バーミンガム市の結核の罹患率を約30年にわたって調べた2013年のイギリスの研究は、「(結核発生の) 季節性を示す強力な証拠が見つかった。……**冬季の日照量の減少は、6か月後の発生率のピークと相関していた**」と報告している。

薬学の専門誌『ワールド・ジャーナル・オブ・ファーマシー・アンド・ファーマスーティカル・サイエンシズ』に2014年初めに掲載されたインドの研究は、結核患者500人以上と結核に罹患していない同数の人のビタミンD濃度を比較し、こう結論づけている。

「ビタミンDとの (喫煙、気候、食事などの) 交絡因子の調整後、結核患者の全員が血中ビタミンD濃度が低かったことが明確に示された」

結核は気候や食事、衛生設備の不足などの影響で特定の地域に多く見られ、世界全体で年間150万人以上の命を奪っている。

パキスタンのカラチにあるオージャ胸部疾患研究所による2013年の臨床試験は、結核患者259人をランダムに半分に分け、一方の群に高用量ビタミンDを、もう一方の群にプラセボ薬を投与したところ、ほかの類似の研究とはちがう劇的な結果を得た。

「高用量ビタミンDの補充は、**すべての肺結核患者に臨床的および画像診断学的に確認できる著しい回復**をもたらし、ビタミンD欠乏患者に免疫反応を促す可能性がある」と結論づけている。

■「死亡率が下がった」というさまざまな研究結果

最後に、まだ答えが出ていない最大の問題がある。

ビタミンD欠乏は、死亡率にはっきりした影響をおよぼすのか？

ビタミンDは長生きに役立つだろうか？

『アーカイブズ・オブ・インターナル・メディシン』に2008年に発表された、じつに興味深い研究は、「**ビタミンD3が欠乏している人の死亡率は、ビタミンDの血中濃度が高い人の2倍も高い**」と断定した。

にわかに信じがたい結論だが、オーストリアのグラーツ医科大学で行われた研究も、これを裏づけている。

この研究では心臓造影検査を受ける予定の患者約３２００人（平均年齢62歳）から血液サンプルを収集した。８年後、**患者の４６３人が亡くなっていたが、うち３０７人はビタミンＤ３濃度が最低の群に属していた**。ただしこの研究もほとんどの研究と同様、「死亡率との因果関係は特定できなかった」。

この結果をさらに裏づけたのが、ソルトレークシティのインターマウンテン医療センターが報告した、２００９年の大規模研究だ。参加者約２万８０００人をビタミンＤ濃度で３つの群に分け、２年間追跡した。追跡期間中、ビタミンＤ３濃度が最も低い群は、正常なレベルを維持した群に比べて、**死亡するか脳卒中になる確率が77%高く、冠動脈性心疾患を発症する確率が50%近く高かった**。

死亡率とビタミンＤとの関係を明らかにするために、ビタミンＤ濃度と早期死亡率を調べた史上最大規模の研究に、14か国の平均年齢55歳の参加者56万６５８３人を対象とした32件の研究のシステマティック・レビュー*がある。

カリフォルニア大学サンディエゴ校で行われ、公衆衛生学の専門誌『アメリカン・ジャーナル・オブ・パブリック・ヘルス』で２０１４年に発表されたこの研究では、ビタミンＤ濃度が低い人たちは、濃度が正常または高い人たちに比べて早期死亡率が２倍近くも高かった。

この驚くべき結果には当然ほかの多くの要因も作用していると考えられ、一部の研究はこの結論を支持しない。

たとえば9万4138人を対象とした50件の検査データを収集、分析した2014年のコクラン・レビューは、「ビタミンD3は、**主に介護施設に入居または利用している女性高齢者の死亡率を下げる効果がある**ように思われる」一方で、ビタミンD2は死亡率に影響がなかったと報告している。それでもこれらの研究は、健康的なビタミンD濃度を維持しようと人々に思わせるほどには説得力がある。

「日焼け止め」はビタミンD生成を妨げる

イギリスの医学専門誌『BMJ』に2014年に掲載されたデンマークの研究は、年間日照量が少ない地域で行われたという点で、とくに興味深い。コペンハーゲン大学病院の研究者は、最長で40年にわたって収集された9万6000人

＊システマティック・レビュー：既存論文を系統的な方法を用いて網羅的に収集、選択し、批判的吟味を行うレビュー手法。

のデータを分析した結果、**ビタミンＤ濃度が慢性的に低い参加者は死亡率が30％高く、腫瘍性増殖をきたす確率が40％高かった**と報告している。

同じく『ＢＭＪ』に２０１４年に掲載された、おそらく過去最大規模の研究は、ビタミンＤ濃度と全死因（がん、心臓疾患を含む）死亡率との関連性を調べたものである。

ケンブリッジ大学公衆衛生・初期診療学部の研究者が、90万人近くを対象とした約１００件の研究（21件のランダム化臨床比較試験を含む）のデータのシステマティック・レビューおよびメタアナリシスを実施した結果、「**ビタミンＤ３補充は高齢者の全死因死亡率を大幅に低減させる**」と結論づけた。

ただし最適な投与量や、Ｄ２とＤ３の２種類のビタミンＤが異なる結果をもたらすかどうかを判断するには、一層の研究が必要だと指摘している。

ビタミンＤ欠乏とさまざまな症状・疾患との関連性を裏づけるエビデンスは十分にある。アメリカ人の約25％が健康を維持できるだけのビタミンＤを摂取しておらず、39％がビタミンＤ欠乏と推定される。２００６年にメイヨー・クリニックの研究者はビタミンＤ摂取量が不十分な人が世界中に多くいると警告し、これを「世界の多くの集団で見過ごされている流行病」と呼んだ。

ビタミンＤは、日差しを浴びながら散歩するという、ごく簡単な方法で得られるのに、なぜ不足している人がこんなに多いのだろう？

まずはなんといっても、太陽を浴びる時間が足りないからだ。

皮肉にも、紫外線の浴びすぎによって起こる皮膚がんの予防キャンペーンが成功したため、日光に当たる時間を減らし、露出した肌に強力な日焼け止めを塗るのが常識になっている。

だがこのキャンペーンは、ビタミンD欠乏の人が大幅に増えるという、意図しない結果も招いた。**日焼け止めは日焼けを防ぐだけでなく、ビタミンDの生成に必要な紫外線の吸収も妨げる**のだ。

ガーランド兄弟やシュワルツが証明したように、地理的要因も大きく影響する。赤道から遠く離れた場所に住む人ほど、屋外で長時間過ごしても、十分な量の紫外線を得にくくなる。

アメリカのメイソン・ディクソン線*以北とカナダでは、11月から3月までのあいだは、**体内で十分な量のビタミンDを生成するのに必要な紫外線が得られない**。防寒のために衣服で体を覆っていればなおさらだ。ビタミンDの自然生成には標高も影響する。標高が高

*メイソン・ディクソン線：アメリカの北部と南部を隔てる北緯39度43分の線。

くなればなるほど日差しが強くなるから、じつはビーチに寝そべっているより山頂にいるほうが、ビタミンDの生成量は多いのだ。

■食事からコンスタントにとるのは難しい

ビタミンDは食品からも摂取できる。そもそもビタミンDが誤ってビタミンに分類されたのはこのせいだ。

ただし食事から必要量をコンスタントに得るのはとても難しい。

アメリカ人、とくにティーンエイジャーは、牛乳などの強化食品の摂取量が大幅に減っている。栄養価の低い食品を食べ過ぎることは肥満につながるが、皮肉なことに肥満自体も、先に説明したとおり、さらにビタミンD欠乏を招くようだ。

個人的要因も生成量に影響する。たとえば**歳をとると皮膚が薄くなって代謝が低下する**ため、体内で十分な量のビタミンDを生成するのがとても難しくなる。

生成能力は肌の色とも関係がある。色黒肌の人ほど、ビタミンDの生成に必要な紫外線を吸収しにくい。アフリカ系アメリカ人が白人に比べてビタミンD欠乏になりやすいのは、このためだ。色白肌の女性に比べて黒人女性に子宮筋腫がとても多いのも、同じ理由によるのかもしれない。

生活習慣もビタミンD不足を招くことがある。日光から肌を守るために衣服で体を覆っている人や、ベールを着用している女性は、日焼けはしないが、十分な日光曝露を得ることもできない。**高齢者や介護施設の入居者、デスクワークの人、寝たきりの人なども、十分な日差しを得にくい**だろう。

妊娠中の女性、多発性硬化症の人、骨折歴のある人、特定の薬剤（とくにてんかんや発作の一般的な治療薬ディランティン）を投与されている人も不足しがちだから、ビタミンD濃度にはいつも十分な注意を払う必要がある。

だが困ったことに、多くの人が気づかないうちにビタミンD欠乏になっている。

ビタミンD欠乏はほかの健康問題とちがって、必ずしも目立たず、自覚症状もない。倦《けん》怠《たい》感《かん》や体の痛みなどを感じることはあっても、そうした症状はほかのいろいろな問題から生じることも多いからわかりづらい。

重度の欠乏は**骨の痛みや骨強度の低下、歩行障害、血圧上昇、うつ、頻繁な感染症などを招くことがある**。だが欠乏かどうかを確実に知るには、血液検査をするしかない。かかりつけ医に25－ヒドロキシビタミンDの血中濃度を調べてもらおう。

■無理に多くをとる必要はない

だが問題はそれだけではない。血中のビタミンD濃度は測定できるが、普遍的に定義された適正レベルというものがないのだ。

最適な健康状態を保つのにどの程度のビタミンD3濃度が必要かを見きわめる研究が、世界中で行われている。だがビタミンD3が体内でどのように生成、利用されるかは、一人ひとりの遺伝子構造によって異なるため、**何をもって欠乏とするかを正確に特定するのは難しい**。

体内のビタミンD量は、血液1リットルあたりのナノモル数（nmol／l）か、1ミリリットルあたりのナノグラム数（ng／ml）で表される。

アメリカ国立衛生研究所（NIH）によれば、一般に30nmol／l未満のレベルは健康な体を維持するには低すぎ、125nmol／l以上はおそらく高すぎ、「**50nmol／lを超えるくらいが、ほとんどの人にとって十分なレベル**」だという。

では、あなたの1日のビタミンDの必要量はどれくらいだろう？　答えは「必要な量が必要量」で、その量は先に挙げた要因によって人それぞれだ。

だが、それほど多くは必要ない。

たとえばくる病の予防には1日100IUで十分だし、最近までそれが1日あたりの推奨摂取量だった。

NIHは、**子どもから71歳までの成人は600IU/日、それ以降は800IU/日で十分とし、上限を4000IU**としている。

2011年にアメリカ小児科学会は、従来200IU/日だった推奨摂取量を引き上げ、「すべての子どもに対し、生後数日以内に400IU/日の投与を開始すべきである」とした。ビタミンDの摂取が十分でないと思われる子どもは多く、前出のフランク・ドミノ博士は「現時点で、すべての子どもが1日1000IU、10代の女子は1日2000IUを摂取すべき十分な理由があります」と指摘する。

毎日「20~30分」日に当たること

それでは、必要な場合はどこで手に入ればいいだろう?

ビタミンDを得るには、いつでもどこでもできる限り日光を浴びるのがいちばんだ。昔は「真昼に散歩するのは狂犬とイギリス男だけ」といわれたものだが、**体がビタミンDを**

いちばん多く生成するのは、よく晴れた日の正午だ。

簡単な目安として、ビタミンＤを生成するのに最も適した時間は、影の長さが自分の身長より短いときだ。これまで日光の害についてはさんざん聞かされてきたかもしれないが、最近では**温暖な地域の人は、夏は20分間、冬なら30分間、日焼け止めを塗らずに屋外で過ごすこと**、色黒肌の人はこれに10分ずつ上乗せした時間を過ごすことが推奨されている。

色白肌の人は、条件がよければ、肌がうっすら赤くなるまでの時間で、１万～２万５０００ＩＵのビタミンＤを生成できる。ここで健康のヒントをひとつ。露出する皮膚の面積が大きいほうが、つまり**手足や顔よりも背中などを露出したほうが、生成量は多くなる**。

冬季に十分な日照が得られない、赤道から遠い地域に住む人にも、いろいろな方法がある。特定の食品、たとえば強化ミルク、チーズ、サケ、マグロ、卵黄、牛レバー、ニシン、オレンジジュース、一部のキノコなどを食べれば、最大で１日の必要量の20％を摂取することができる。

タラの肝油小さじ１杯には１３６０ＩＵのビタミンＤが含まれ、２番めに多いメカジキ１人前85グラム（５６６ＩＵ）の２倍以上である。３位以降、含有量はどんどん減っていき、Ｌサイズの卵１個が41ＩＵ、コップ１杯の強化オレンジジュースでさえ１５０ＩＵ以下だ。食事だけでは1日の必要量をとれない場合が多いことに気をつけよう。

そんなわけで**多くの人が、1日の必要量をサプリメントでとっている**。ビタミンD2もD3も、薬局や専門店で売っているサプリメントで摂取できる。

一般に**ビタミンD3はD2より効率的に血中濃度を上昇させる**と考えられている。ただし、ビタミンD2の研究は小規模で短期間のものが多いことに留意したい。D3は動物由来、D2は植物由来というちがいがある。*

ビタミンD協議会はD3を推奨している。ビタミンD3は太陽の紫外線を浴びたときに体内で生成されるビタミンDと同じだ。

疫学者のゲイリー・シュワルツいわく、「ビタミンD3を得るには、いまも日光を浴びるのがいちばんです。なんといっても無料ですしね。私は色黒で、少し外に出るだけで日焼けしてしまいます。日差しが強ければ日焼け止めを使いますよ。ビタミンD3欠乏を安全にてっとり早く解消するために、D3のサプリメントをとりつつ、日光からも得るようにしているんです」。

*ビタミンD1は発見後、ビタミンD2を主成分とする混合物であることが判明したため、現在ではビタミンDの種類から除外されている。

■「莫大な量」を摂取するとリスクもある

ビタミンDは、適量を摂取する分にはまったく安全だが、注意すべき問題がいくつかある。医師のあいだでは、**1日の上限値を4000IUにすべきだという考えもある。**通常はそれほどの量は必要でないし、大量に摂取すると血液中のカルシウム濃度が上昇して、問題が生じることもある。

ビタミンD協議会は、**成人は医師の監督なしに10000IUを超えて摂取しないよう、注意を呼びかけている。**

だが健康を害するビタミンD中毒症はきわめてまれで、莫大な量を摂取しなければ起こらない。1日の摂取量が4000IU以内であれば、過剰摂取の危険はない。

ただし、結核、サルコイドーシス、リンパ腫、腎臓結石の既往《きおう》がある人は、ビタミンDサプリメントの摂取には注意が必要だ。血中カルシウム濃度が高い人は、摂取前に必ず医師に相談すること。また心房細動、ホジキンリンパ腫、腎疾患、肝疾患などの症状・疾患は、過剰なビタミンDによって悪化する場合がある。

ビタミンDの謎は少しずつ明らかになってはいるが、まだ知られていないことやわかっていないこともたくさんある。

現在進められている研究のひとつに、ビタミンDサプリメントと魚油、プラセボ薬の有効性を比較するものがある。

「ビタミンDおよびオメガ3に関する試験」の研究責任者である、ハーバードメディカルスクールのジョアン・マンソン博士によれば、この研究は「がんと心血管疾患の一次予防のために、ビタミンDと海洋由来オメガ3脂肪酸サプリメントを利用することに関して、個人の判断や診療ガイドライン、公衆衛生ガイドラインの参考となる情報を提供すること」を目的としている。

全米50州の参加者2万人を5年間追跡する予定で、完了すれば、ビタミンDの適正量をはじめとする重要な問題に答えを出すための科学的基準が確立されるだろう。マンソン博士はこう述べている。

「**ビタミンD欠乏を防ぐことが骨の健康に欠かせないのはわかっている。**しかし1日600～800IUを摂取し、血中濃度20ng／mlの閾値《いきち》に達したあと、さらにレベルを高めればその分高い効果が得られるのか、あるいはリスクを上回る効果が得られるのかは、まだわかっていない」

■私は毎日「4000IU」をとっている

私が常用しているサプリメントはただひとつ、ビタミンD3だけ。**1日4000IUのビタミンDを摂取している。**

理由は簡単だ。

たとえビタミンD3の効果を示す数々の研究結果が誤っていて、免疫系を強化したりさまざまな疾患の発症リスクを下げたりする効果がなかったとしても、年に30ドルほどの損失ですむ。

だが**もしも相次ぐ膨大なエビデンスが正しければ、ビタミンD3サプリメントを摂取しないことは莫大な損失になる。**

ビタミンDが健康維持に重要な役割を果たしていることは、もはや疑いの余地はないし、さまざまな疾患や症状の予防効果もきっとあるはずだ。

クレイトン大学内科学教授のロバート・ヒーニーの意見に、私も賛成だ。

「たとえ研究成果の3分の2が見込みちがいだったとしても、それでもビタミンDが特効薬だということに変わりはない」

Pick up
研究結果より

「ビタミンD」で頭から骨まで変わる

・ビタミンDはがんと診断されるリスクを下げるだけでなく、**がん患者の生存率も高める**というエビデンスがある。
・減塩よりもビタミンDを補充するほうが、**血圧を下げる効果**が大きかった。
・ビタミンDが1ミリリットルあたり5ナノグラム増加するごとに、**糖尿病発症リスクが13%低下した**。
・血中ビタミンD濃度がやや低い研究参加者は、正常濃度の参加者に比べて、**何らかのタイプの認知症を発症するリスクが1・7倍**で、著しく低い参加者は2倍以上だった。
・**骨折（高齢者に多い股関節骨折を含む）の予防**にはカルシウムを含むビタミンDサプリメントがとくに有効。
・**風邪とインフルエンザの罹患率**が、一般的な予防接種を受けた子どもはリスクが10%低下したのに対し、1日あたり1200IUのビタミンDを摂取して感染にさらされた子どもは50％以上低下した。

・ビタミンＤ３補充は高齢者の全死因死亡率を大幅に低減させる。

LECTURE3

人生を本当に変えてしまう「シンプルな習慣」

簡単なのに超強力な健康のメソッド

「運動せよ」が医師として最良のアドバイス

私が医師として患者に与えられる最良のアドバイスは、これだ。

「動いて、動いて、動き続けろ！」

定期的に運動する人が元気で長生きすることは疑問の余地がない。

売上が年間10億ドルを超える医薬品も珍しくないこのご時世に、まったくお金がかからず、それでいて超高価な処方薬に匹敵するほど効果の高いものがあるなんて、信じられないほどだ。**公園を散歩するなどの簡単なことで、寿命を何年も延ばせる**というのだ。ビタミンDを生成する日光と同じで、人生で最高のもののなかには、まったくお金をかけずに簡単に利用できるものがある。

ニューヨーク・タイムズは、こんなふうに説明する。

「私たちの遺伝子が運動を好むように進化したことは、多くのエビデンスが示している。いいかえれば、先史時代には、体が強くなく、すばやく動けない人は生きられなかった。体力のある人だけが生き延びて子孫を残し、より『運動に適した』遺伝子を伝えた。だが現代の運動不足の生活では、そうした遺伝子がさまざまな悪影響をおよぼし、慢性疾患の原因になっているとする研究もある」

こう考えるとわかりやすいだろう。

もしも「運動」を丸薬や錠剤、飲み薬にして、瓶詰めにして売り出すことができたら、**それはたちまち世界で最もよく処方され、最もよく売れ、最もよく効く薬になるだろう。**

しかもそれは完全に無料で、秋に落ち葉をかき集めたり、お気に入りのコーヒーを飲むために近所の喫茶店まで歩いたりするくらいの簡単なことなのだ！

■運動は超強力な「クスリ」である

ハーバードとスタンフォードのメディカルスクールが行い、2013年にイギリスの医学誌『ブリティッシュ・メディカル・ジャーナル』に掲載された共同研究は、33万9274人を対象とした305件のランダム化比較試験を分析し、運動と薬物療法の有効性を比較し、また対照群とも比較して、死亡率への影響を検証した。

その結果、2型糖尿病、心不全、慢性脳卒中、慢性心臓疾患という、生命を脅かす4つの疾患や症状について、運動と薬物療法のあいだに統計的に検出可能な差が認められなかった。

研究責任者のフセイン・ナシによると、彼らが驚いたのは「**運動に、重篤な慢性疾患患者に対する強力な救命効果が認められた**」ことだ。「また意外にも、身体活動がほかの多くの疾患におよぼしうる効果がほとんど解明されていないことがわかった。私たちは運動の健康効果を知らないことで損をしているのかもしれない」

定期的な運動には、早期死亡リスクを下げ、体重管理を助け、心臓疾患や２型糖尿病、脳卒中、認知低下、うつ、特定の種類のがん、骨粗鬆症《こつそしょうしょう》と骨折、性的不能のリスクを低下させる効果があることが、研究で示されている。

いちばんわかりやすい効果は、減量と体重維持だろう。

食事制限なしの運動だけで劇的にやせることはないが、定期的な運動で数キロ減らすだけでも、健康状態を大いに改善することができる。

アメリカは肥満の急速な増加という、大きな問題を抱えている。そして太りすぎの人はそうでない人に比べて病気やケガをしやすく寿命も短いことは、多くの研究が示す通りだ。

私は肝臓専門医として講義をするとき、いまやアメリカでは非アルコール性脂肪肝疾患（ＮＡＦＬＤ）が最も一般的な肝疾患なのだと説明している。

肥満と２型糖尿病の増加が明らかに影響をおよぼしているこの疾患をもつ人は、アメリカには約４０００万人いると推定される。**NAFLD患者は15〜20%の確率で肝硬変にな**

り、合併症を発症すれば肝移植が必要になることもある。
アメリカでは今後10年以内に、肝硬変およびNAFLDに伴う合併症が、肝移植の主な適応疾患になると考えられている。

「週150分の早歩き」で4年半寿命を延ばせる

アメリカ国立がん研究所栄養疫学部門のスティーブン・ムーア博士率いる研究チームは、ライフスタイルと疾患リスクの関連性を調べた6件の大規模研究の参加者65万人以上から収集されたデータを分析した。

この研究の結果は、論文審査のあるオンライン医療専門誌『PLOSメディシン』に2013年に掲載され、1日10分早歩きをする人は、運動習慣のない人に比べて寿命が1・8年長かったこと、また世界保健機関の推奨する**週150分の早歩きによって4年半も寿命を延ばせる**ことを示した。

20年以上前に公衆衛生局長官によって発表された、最初の身体活動と健康に関する報告書は、運動の効果を次のようにまとめている。

「（身体活動には）**早期死亡リスクと心臓疾患、高血圧、結腸がん、糖尿病のリスクを低減**

させるなどの効果がある。また定期的な運動参加は、うつや不安を減らし、気分を改善し、生涯にわたって日常生活動作の能力を高めるようだ」

報告書は続けて断定する。

「**高齢者か若年者かにかかわらず、日常的な身体活動レベルが高い人ほど死亡率が低く、**日常的な身体活動レベルが中程度の人でさえ、レベルが最も低い人に比べて死亡率が低かった」

それ以降、この結論は多くの研究によって確認、補強されている。

たとえば2008年にアメリカ保健福祉省は、長期的研究のメタアナリシスに基づく、健康的な生活を送るための新しいガイドラインを発表した。13人の識者が10年ぶりに科学的研究の包括的レビューを行い、こう結論づけている。「定期的な身体活動には、**心臓発作と脳卒中のリスクを20%以上低減**させ、早死にするリスクを下げ、高血圧、2型糖尿病、結腸がん、乳がん、加齢による骨折、うつ病を予防する効果がある」

■車掌の「心臓発作」の確率は運転手の半分だった

運動に心臓疾患患者の命を救う効果があることを医師たちが理解し始めたのは、195

0年代に発表された画期的研究がきっかけだった。

第二次世界大戦終了後、イギリス政府は心臓発作による死亡の増加に目を留め、原因を探ろうとした。

疫学者のジェリー・モリスがイギリスのさまざまな公務に就いている人たちの心臓発作発症率を追跡する研究を考案し、最終的に公務員9000人以上の健康状態を約10年にわたって追跡した。彼は当時のことをこう語っている。

「最初に得たデータは、ロンドンバスで働く人たちのものでしたが、心臓発作の発症率に著しいちがいが認められました。**2階建てバスの運転手は車掌に比べて、すべての年齢層で発症率が高かった**のです」

運転手と車掌が同じ社会階層に属し、同じ会社にほぼ同じ条件で勤務していたことを考えると、じつに不思議なことだとモリスは思った。そこでバスに同乗して勤務の様子を観察してみると、ちがいはすぐに明らかになった。

「運転手が原則として席にすわりっぱなしだったのに対し、車掌は料金を集めるために、車内をかけずり回っていたのです」

実際、多いときは1日に階段をのべ750段も上り下りしていた車掌は、**心臓発作の発症率が運転手の約半分**だった。

■「心臓疾患」を予防する効果がある

いまでは当然に思えるが、身体活動と心臓発作の直接的関連を示唆《しさ》したのは、モリスが初めてだった。彼はその後郵便配達夫にも同じ説を当てはめ、徒歩や自転車で郵便を配達する男性は、年齢と経済状態が同じ、**仕事中席にすわりっぱなしの事務方の男性に比べて、心臓発作が大幅に少ない**ことを確認した。研究の結果は1953年に医学専門誌『ランセット』で発表され、これを機に本格的な研究が始まった。

アメリカ人のあいだにこの新しい考えが浸透したのは、ドワイト・アイゼンハワー大統領が在職中に重度の心臓発作を起こした1950年代半ばのことだ。このときマサチューセッツ総合病院の心臓専門医で、アメリカ心臓協会（AHA）の創設者のひとりでもあるポール・ダドリー・ホワイト博士が、「普通の人は週に7時間運動すべきです」と発言した。

このひと言をきっかけに、医学界では心臓疾患予防における有酸素運動の有効性に関する研究が始まった。

初期の研究のひとつに、ユタ大学医学部による鉄道職員研究がある。鉄道会社に勤務する白人の中年職員3000人を、1957年から20年間または死亡するまで追跡したもので、1988年にアメリカ心臓協会の機関誌『サーキュレーション』に掲載された。

「身体活動、とくに**余暇時間に行う運動に心臓疾患を予防する効果がある**ことを、データは裏づけている。身体活動は冠動脈性心疾患の発率症に直接関連しているように思われ、また身体活動、とくに中軽度の活動を高めることは、疾患を予防し健康を促進するうえで望ましい」

■「うつ」「不安」「糖尿病」への効果も明らかに

一般に運動は、「計画され体系化された反復的な身体活動で、体力向上という最終・中間目標のために行われるもの」と定義されることが多い。

だがじつはこの定義は不完全だ。なぜなら運動にはほとんどどんな身体活動も含まれるし、それに**運動は体だけでなく心の健康を促し、認知機能改善にも役立つ**からだ。

当時大きな問題となったのが、「どれだけ運動すれば十分か、またどんな運動がよいのか」ということだ。

ホワイト博士の推奨時間が検証された結果、7時間といわず軽く運動するだけでも効果が期待できることがわかった。しかも心臓疾患だけではない。**うつや不安、糖尿病などの幅広い疾患や症状に効果がある**ことが、多くの研究により明らかになった。

じつに長い道のりだったが、ようやく運動プログラムが健康づくりの重要な柱のひとつとして認められるようになった。

心臓疾患はアメリカ人男女の死因の上位を占める。そのため連邦政府とアメリカ心臓協会（AHA）は、有効な予防法を探すために、多くの研究に資金を提供してきた。

たとえば2003年にAHAは、4700人を対象とした12週間以上にわたる52件の運動・トレーニングの研究のメタアナリシスに資金提供している。この研究では、身体活動がアテローム硬化性心疾患（動脈硬化の一種）の発症を減らし、心臓疾患の主要因子を抑制することが示され、先行研究が裏づけられた。

心臓疾患患者8440人を2年半追跡した51件のランダム化比較試験のメタアナリシスでは、**運動するだけで死亡率が27％低下した**ことが確認された。簡単にいうと、運動は心臓疾患による死亡率を4分の1以上も減らしたのだ。

2009年にアメリカ医師会誌『JAMA』に掲載された研究成果は、さらに驚くべきものだった。

ニューオーリンズのオシュナー・クリニック財団循環器内科部門が、心臓疾患患者50

0人に週3回1時間ずつの運動教室と生活指導を12週にわたって提供し、その後の健康状態を追跡したところ、**運動を続けた患者がその後の6年間に死亡する確率は、運動していなかった患者に比べて60%も低かった**のだ。

『サーキュレーション』に掲載された2014年のスウェーデンの研究は、研究開始時に心不全の既往《きおう》がなかった参加者約4万人を5年間追跡し、身体活動が活発な人ほど心不全のリスクが低いことを確認した。1日1時間適度な運動をするか、1日30分激しい運動をする人は、心不全のリスクがほぼ半減した。

■「ウエイト」で男性のがん死亡率が3分の1低下した

軽くでも体を動かすと、心臓疾患の予防に限らず、いろいろとよいことがある。がんと診断されるリスクを確実に減らす方法のひとつが、体重を適正な範囲に保つことだ。

アメリカがん研究協会によると、肥満が原因でがんになる人が年間10万人いるという。

また驚くことに、がん専門の医学誌『ランセット・オンコロジー』の2009年の報告によると、がんで死亡する女性の5人に1人が肥満だという。

だから**体重を安全な範囲にとどめれば、がんリスクを減らせる可能性がある。**

だがもちろん、運動のがん抑制効果はそれだけにとどまらない。正確なメカニズムはわからないが、アメリカがん協会栄養身体活動委員会の委員長アビー・ブロックも、「私たちも身体活動をがん予防の重要な柱と考えています」と明言する。

アメリカがん研究所（ＮＣＩ）の研究者は、『ＮＣＩジャーナル』で次のように報告している。「**身体活動と、全死因死亡率、乳がん死亡率、結腸がん死亡率の減少との関連性を示す一貫したエビデンス**が、27件の観察研究から得られた」

キャンサー・リサーチＵＫは２００２年に51件の研究を分析した結果、１週間に３回、30分ずつ運動することで、結腸がんリスクを50％、肺がんリスクを40％、乳がんリスクを33％減らすことができ、前立腺がんリスクの発症率にも有利な影響をおよぼしたと結論づけている。

アメリカがん協会による研究では、**週６時間以上運動する女性は、乳がんリスクが30％低下した**ことが確認された。

カイザー・パーマネンテとユタ大学の研究者は、運動が結腸がんリスクにおよぼす影響を調べた。疫学の専門誌『アメリカン・ジャーナル・オブ・エピデミオロジー』に掲載された、この２００３年の研究は、**激しいワークアウトを週５時間以上行った男女は、結腸がんの発症リスクが50％低下した**としている。これはキャンサー・リサーチＵＫの２００

2年の分析と同様の結果である。

ジョージタウン大学病院でスポーツ医療フェローシップ・プログラム担当ディレクターを務めるエリザベス・デラソベラ博士は、こう述べている。「51件の研究のうち、43件で結腸がんリスクの低下が確認された。最も身体活動量が多い群では、平均で40～50％、最大で70％ものリスク低減が確認された」

『NCIジャーナル』で報告された通り、運動によるリスク低減効果は、乳がんにも認められる。1987年から2013年までのあいだに行われた37件の大規模研究を対象とし、女性400万人のデータを網羅したヨーロッパのメタアナリシスでは、1日1時間以上の運動（日常的な歩行を含む）を行う女性は、すべての年齢層で乳がんリスクが12％低下した。

基本的な有酸素運動に加えて、ウエイトトレーニングとレジスタンストレーニングも、がんを予防・抑制する効果が大きいことが報告されている。

がん予防の専門誌『キャンサー・エピデミオロジー、バイオマーカーズ・アンド・プリベンション』に2009年に掲載された、スウェーデン人男性8500人を対象とした20年間の研究は、**ウエイトトレーニングを行い筋力を高めた男性は、がんによる死亡率が3分の1以上低下した**と報告している。

運動には、がんの発症リスクだけでなく、再発リスクを下げる効果もある。

ボストンのダナ・ファーバーがん研究所で行われ、２００９年の会議で発表された研究は、結腸がんの人が定期的な運動によって、再発率を半減できることを示した。

■薬物と同じくらい「うつ」に効く

運動量の多い人が、運動習慣のない人に比べてより健康だということ、また運動に幅広い疾患や症状に対する効果があることが、研究を通して明らかになっている。

定期的に運動する人は年齢にかかわらず、より長く健康的でしあわせな人生を送っているようだ。

運動をすると、気分もよくなる。

デューク大学医療センターがアメリカ国立衛生研究所の資金提供を得て行った１９９９年の実験は、重度のうつ病と診断された高齢者を薬物療法、運動療法、薬物・運動の混合療法の３つの群に分けて調査した。

薬物療法群は一般的な抗うつ薬のゾロフトを投与され、運動療法群は１週間に３回、トラックのウォーキングまたはジョギングを30分行った。

4か月後、3つの群にほぼ同程度の治療効果が見られ、**薬物療法群の65・5%、運動療法群の60%、混合療法群の68・8%がうつ病から回復した。**ただし薬物療法は運動療法より早く効果が現れた。

研究チームを指揮したデューク大学の心理学者ジェームズ・ブルメンタールは、なぜ運動だけの療法にこれほど大きな効果が見られたのかは説明できないとしながらも、**「運動は薬物と同じくらいうつ病に有効で、患者によっては薬物よりも運動が向いている人がいる」**ことを認めざるを得ないと述べている。

これらの成果を裏づけたのが、メイヨー・クリニックによる2007年の研究だ。

1週間に5回、30分ずつの中強度の運動が「うつ症状を有意に改善」し、短めの10分の運動が短期的に気分を改善することが示された。また財団機関誌『オシュナー・ファンデーション・ジャーナル』に掲載された2009年の研究は、適度な運動がストレスレベルを半分以下に低減させると報告している。

■「記憶」をつかさどる部位への血流が増加

激しい運動をすると、「しあわせホルモン」と呼ばれるエンドルフィン――いわゆる

「ランナーズハイ」を起こす物質——が分泌され、一時的に気分が高揚することは昔から知られているが、**運動をすることで実際に新しい脳細胞が生み出される**というエビデンスも出ている。カリフォルニア州ラホヤにあるソーク研究所の研究者たちが、マウスを運動させると、加齢による記憶障害の影響を受けやすい脳の部位に、新しい細胞がつくられることを明らかにしたのだ。

ソーク研究所の研究者たちはこの結果をふまえ、コロンビア大学医療センターのチームとともに、人間で実験を行ったところ、新しい細胞が育つことは確認できなかった。だが、**有酸素運動が、記憶をつかさどる脳内の部位への血流をつねに増加させた**ことが、11人の参加者で確認された。

また体力が向上するにつれて血流が増加したことも、これらの試験で明らかになった。

身体活動と実行機能（秩序立った方法で考える能力。脳内マルチタスクや集中力、注意力のカギとなる）との関係を調べた研究はいろいろあるが、なかでもとくに野心的なものが、イリノイ大学アーバナ・シャンペーン校で2014年に行われ、小児科の専門誌『ピディアトリックス』に掲載された研究だ。

この1学年にわたる研究では、8歳または9歳の小学生220人を運動群と対照群に分け、運動群は放課後の運動プログラムに好きなだけ参加できた。ただし対照群も運動と遊

び の時間自体は十分に与えられた。

結果、**運動群の児童は体脂肪が減少しただけでなく、実行機能のテストでもめざましい向上が見られた。** 対照群も成長期の児童なりに認知機能のスコアは上がったが、その程度はずっと限定的だった。

サウスカロライナ医科大学小児病院が行った２００９年の研究では、それまで週に40分運動していたチャールストンの小学生１０５人に、年齢別の教材をテレビで視聴させながら１日40分運動させたところ、**学年末のテストの成績が前年度の生徒に比べて13％高かった**という。

■「暗記」が20％スピードアップした

運動すると頭がよくなることは、ほかの多くの研究でも示されている。

ドイツのミュンスター大学神経内科の研究者が、健康な成人27人を対象に、運動と学習能力との関連性を調べた。参加者は全員、「高負荷ワークアウトの直後」と「低負荷ワークアウトの直後」と「休憩の直後」に単語を暗記させられた。

２００７年に神経学の専門誌『ニューロバイオロジー・オブ・ラーニング・アンド・メ

モリー』に結論が掲載され、「**激しい身体運動の直後は、ほかの2条件に比べて、単語を覚える速度が20%速かった。**……定期的な運動は認知機能を高め、加齢による認知機能低下リスクを低減させる」としている。

認知機能向上効果が見られるのは若者に限らないことが、複数の研究で証明されている。

イリノイ大学アーバナ・シャンペーン校がイスラエルのバル＝イラン大学と共同で行い、1999年に科学誌『ネイチャー』に掲載された研究は、運動習慣がなかった60～75歳の120人を2つの群に分け、一方には有酸素（ウォーキング）運動プログラムを、もう一方には無酸素（ストレッチとトーニング）運動プログラムを6か月間指導した結果、「有酸素運動群は無酸素運動群に比べて、**実行機能にかかわるタスクの成績にめざましい改善が見られた**」という。

ニュージーランドのオタゴ大学の心理学部と脳機能研究センターによって行われ、心理科学協会の機関誌『サイコノミック・ブレティン・アンド・レビュー』に掲載された2013年の研究は、次のように結論づけている。

「老化に関する研究からこれまでに得られたデータは、**タスク切り替えや選択的注意、優勢反応の抑制、ワーキングメモリ容量が、運動によって促進される**ことを強力に裏づけている」

運動は知的課題の遂行を楽にするだけでなく、**高齢者の記憶力も向上させる**ようだ。

『アーカイブズ・オブ・インターナル・メディシン』に2009年に掲載された、3件の大規模な国際的研究を分析した研究は、「55歳以上の人3900人を対象に6項目の認知障害スクリーニング検査を実施したところ、中強度の運動を行った人は、機能低下のリスクがほぼ半減した」と報告している。

■「心血管疾患」「糖尿病」リスクを大幅に低減

運動がもたらす生理学的効果の多くは、なぜ生じるのかは正確にわかっていないが、**多くの疾患や症状を予防、軽減する効果が大きいことは、反論の余地のない事実**だ。

たとえば最近一般化している深刻な病気である、2型糖尿病の発症リスクは、運動によって大幅に減らすことができる。

アメリカ疾病《しっぺい》予防管理センターによると、「適度の減量と運動が、2型糖尿病リスクの高い人の発症を予防または遅延させることが、調査研究によって示されている」。

アメリカ心臓協会の2003年の研究は、運動が心臓疾患を予防することを示し、平均

4キロの減量と週6マイル（約9・65キロ）のウォーキングが、**「通常療法に比べて、2型糖尿病高リスク者の発症率を58％低減させた」**と結論づけた。

ポーランドの体育アカデミーによる2007年のメタアナリシスは、過去3年間に発表された研究を検証した結果、運動が「心血管疾患と心臓疾患のリスクを49％、糖尿病リスクを35％低減」させ、乳がんと大腸がんのリスク低減に大いに役立つことを示した。

この種の最大の研究のひとつは、筋肉強化運動に2型糖尿病を予防する効果があるかどうかを調べたものだ。ハーバード大学公衆衛生大学院とボストンのブリガム・アンド・ウィメンズ病院を含む複数の主要医療機関がつくる研究チームが、看護師健康調査および追跡調査で8年以上追跡された中高年の女性のうち9万9316人のデータを精査した。

その結果は2014年、『PLOSオンライン』で次のように報告されている。

「これらの運動（ウエイトトレーニング、ヨガ、有酸素運動やそれに類する運動）を**週150分以上行った女性は、まったく行わない女性に比べて、糖尿病の発症リスクが40％低かった。**

筋肉強化運動と筋肉伸張運動は、それぞれが独立的に糖尿病リスクの低減と関連していた。また中強度の有酸素運動を週150分以上と筋肉強化運動を週60分以上行う女性は、運動しない女性に比べて、糖尿病発症リスクが3分の1だった」

「する人」と「しない人」の差は加齢とともに拡大する

誰もが日常生活に定期的な運動を取り入れるべきだということに、疑問の余地はない。子どもは遊ぶことで十分な運動ができるが、大人になれば仕事やその他の責務で手一杯になり、運動する時間がなかなかとれなくなる。そんなわけで、おそらく一生で運動がいちばん必要な時期に、活動量が減ってしまう。

運動の効果は累積的で、体力のある人ほど長生きする。

とくに老年になると、運動は人生を楽しむ能力にも大きなちがいを生む。

「高齢者の生活指導と自立に関する研究（LIFE）」では、全米の8つの大学と研究機関が、70〜89歳の、体をほとんど動かさない男女1635人を調査した。試験開始時に、すわりがちで虚弱で、まさに「フレイル」*という言葉がぴったりだった参加者は、運動指導群と健康教育群に分けられた。

介入は平均2年半にわたって行われ、運動指導群は週約2時間半のウォーキングと30分

＊フレイル：高齢者の身体機能や認知機能が低下して虚弱になった状態のこと。

の軽いウエイトトレーニングを行うよう指導され、対照群は健康教育に関する講座を受けた。

2014年に『JAMA』で報告された通り、介入終了時点で、定期的に運動した人は対照群に比べ、**単発性の身体障害を発症するリスクが18%低く、永続的または不可逆的な障害を発症するリスクが28%低かった。**

論文の筆頭著者で、ゲーンズビルのフロリダ大学老化研究所所長のマルコ・パホル博士は、こう説明する。「きわめて脆弱な高齢者による身体障害の発症を、運動によって事実上軽減、予防できることが、この研究によって直接示された。……運動は公衆衛生においても重要な役割を担うだろう」

2009年のエルサレム縦断的コホート研究*も同様の結果を示し、**高齢者にとっても（週4時間以上の）適度な運動は死亡率を下げ身体機能を高める効果がある**と結論づけた。この18年にわたる研究は、1921年以前に生まれた約2000人を追跡した結果、8年間の追跡期間中、**週4時間運動した70歳の人は死亡する確率が12%低く、78歳の人は約15%、85歳以上の人は20%も低かった**と報告している。また同じくらい大切なこととして、日常活動を継続する能力が、すべての年齢層で大幅に高かった。

研究者のひとりは結果について強調している。「活動量の多い人と週4時間未満しか運動しない人のちがいは年齢に関係なく見られたばかりか、加齢とともに拡大した」

■「激しい運動」をする必要はない

看護師健康調査の参加者1万3500人のデータを分析した、『アーカイブズ・オブ・インターナル・メディシン』に掲載された研究も、同様の結果を2009年に報告した。「10～15年前に、全般的な身体活動量が最も多い群（上位20％）に属していた人は、**心身ともに健康な状態で70年以上生きる確率がほぼ2倍**だった」

誰もができるだけ多く、できるだけ頻繁に体を動かすべきなのは明らかだ。日常生活に無理のない範囲で運動を組み込むのは、難しいことではない。

ベストセラー作家で、有名なクリーブランド・クリニックのウエルネス研究所所長でもあるマイケル・ロイゼン博士は、医師たちにこう話している。「患者さんへの最良のアドバイスは、**歩数計をお買いなさいと勧めること**ですよ」

歩数計とは、歩数を自動的に記録する計器だが、最近では消費カロリーを表示するな

＊縦断的研究：個人や集団を継続的に追跡することで、経時的変化を明らかにする研究。

ど、いろいろな機能がついたものがある。なかでも人気が高いのが、ナイキやフィットビットのフィットネスバンドだ。

1日の目標数値を設定しておけば、達成度をすぐに確認できるし、仲間と達成や記録を競い合うこともできる。

また、**歩数計のいちばんよいところは、自然と足を延ばすようになること**だ。運動はジムに行って汗を流すだけではない。「ビルではエレベーターやエスカレーターの代わりに階段を使う」「近所の店に行くときは車に乗らずに歩く」「駐車場では遠いところに駐めて入口まで歩く」といったことも運動になる。

ジムに車で行って、入口の真ん前に駐車する人が多いのは、じつに皮肉なことだ。それと、これだけはいっておきたいのだが、冷蔵庫やワインセラーまで何往復しても、運動のうちに入らない！

この運動をこれだけやれば必ずこの結果が得られる、などという魔法の方程式はない。どんな効果が上がるかは、一人ひとりの体の状態によって異なる。

とはいえ、この研究のいちばんの朗報は、運動はやろうと思えばどこでもできるということだ。『JAMA』に2010年に掲載された、看護師健康調査の運動に関する考察のなかで、筆頭著者であるハーバード大学公衆衛生大学院のチー・スン博士はこう述べている。

「（女性にとって）ウォーキングやその他の適度な運動には、より激しい身体活動とほとんど変わらない効果があった」

■同じ距離なら走るより「歩く」ほうがいい

最も単純な形式の運動といえば、ウォーキングだろう。

しかもうれしいことに、ウォーキングはとびきり効果が高い。子どもでもできる簡単なことなのに、効果は絶大だ。

看護師健康調査の研究チームは、参加者のうち約7万2000人の女性を20年間追跡した結果、**1日30分、週3時間の早歩きは、女性の心臓発作のリスクを最大で40％も低減させる**と1999年に報告している。

同様に、1995年に『JAMA』に掲載されたハーバード大学卒業生健康調査は、男性卒業生約1万1000人を16年間追跡した結果、**1日1時間、週5日のウォーキングが脳卒中リスクを半減させる**とした。

ウォーキングは骨を強くする。骨の健康を保つことは、加齢とともにますます重要になる。

公衆衛生学の専門誌『アメリカン・ジャーナル・オブ・パブリック・ヘルス』に掲載された、ハーバードメディカルスクールとブリガム・アンド・ウィメンズ病院による2014年の研究は、医療従事者追跡調査の参加者約3万6000人から24年にわたり収集されたデータを分析した結果、**50歳以上の男性で週4時間以上歩く人は、股関節骨折のリスクが43%低く、早足で歩く人は63%低かった**と報告している。

ウォーキングの健康効果が、ランニング、バイク、水泳などの負荷の高い運動に比べてどの程度なのかについては諸説ある。ウォーキングは基本のエクササイズと考えてほしい。年齢によらず誰にでもでき、楽しめる運動だ。

ローレンス・バークレー国立研究所ライフサイエンス部門の研究者ポール・T・ウィリアムズが指揮し、アメリカ心臓協会の機関誌『アーテリオスクレローシス』に2013年に掲載された興味をそそる研究は、国民ランナー健康研究の参加者3万3060人と、国民ウォーカー健康研究の参加者1万5045人の調査結果を比較した。ウィリアムズは説明する。「ウォーキングとランニングは、中度と強度の運動を比較するのに最適である。同じ筋肉群を使う同じ運動を、強度だけ変えて行うのだから」

先行研究とはちがって、この研究は運動の時間ではなく、距離をもとにデータを比較した。その結果、**ウォーキングは同じ距離を進むのにランニングの2倍の時間をかけるが、得られる効果は同等かそれ以上**と判明した。

またこの6年にわたる研究によれば、ランニングとウォーキングは同じエネルギーを消費するとき、高血圧、高コレステロール血症、糖尿病のリスクを同程度低減させ、またおそらく冠動脈性心疾患のリスクを低減させる効果もあった。

たとえば冠動脈性心疾患の発症リスクはウォーキングによって9・3％、ランニングでは4・5％低下した。

走る人は「全死因死亡率」が劇的に低かった

走れる人にとって、ランニングは気分高揚のほかにも多くの健康効果を与えてくれる。

心臓疾患の専門誌『ジャーナル・オブ・アメリカン・カーディオロジー』に掲載された2014年の研究では、複数の大学と研究機関の研究者が18歳から100歳までの健康的な男女5万5137人の健康記録を分析した結果、ランニングする人はしない人に比べ、調査期間中の15年間の**全死因死亡率が30％低く、心臓関連疾患による死亡率は45％低かった。**

また寿命は3年ほど長く、肥満で喫煙習慣のあるランナーでさえ早期死亡率が低かった。同じくらい興味深いことに、そうした効果はランニングの時間の長短にかかわらずほぼ同じだった。**数分しか走らない人も、長時間走る人とほぼ同じ効果を得ていた。**

有酸素運動は心臓にとくによい運動だが、上半身の強化にはほとんど役に立たない。ウエイトおよびレジスタンストレーニングはおそらく心臓によいうえ、とくに骨と筋肉の強度や柔軟性を増進し、維持するのに欠かせない運動だ。

大人になると筋肉量は10年ごとに8%ずつ減っていくといわれ、それにつれて運動機能や体力が失われ、骨折が多くなる。

ハーバードメディカルスクールの雑誌『HEARTビート・アーカイブ』に2014年に掲載された記事によれば、「筋力増強トレーニング（ダンベルやバーベル、ウエイトマシン、レジスタンスバンドを使ったトレーニング）は、筋肉量と筋力の増進と維持に有効である。意外と知られていないことだが、**筋肉を鍛えると骨も強くなる。**そして骨が強くなると、骨粗鬆症による骨折リスクが低減する」という。

また「筋力増強トレーニングが骨量減少を抑えることは、多くの研究によって示されており、骨を丈夫にすることも複数の研究で確認されている。この種のトレーニングは加齢による骨密度の低下に対抗するのにとても有効な方法である。……そのうえレジスタンスワークアウト、とくに筋力とバランスに重点を置いた動きを伴うものは、筋力と安定性を高めるため、自信を高め、活発さを維持し、転倒や骨折を減らすのにも役立つ」。

■筋トレは薬物と同等以上に「骨」まで強くする

アメリカ心臓協会（AHA）は1990年まで、トレーニングやリハビリテーションのガイドラインにレジスタンストレーニングを含めていなかった。いまでは年齢を問わずすべての健康的な成人向けの総合的フィットネスプログラムの重要な要素として認識している。

AHAは現在、「軽・中度のレジスタンストレーニングは、筋力と持久力を高め、**さまざまな慢性疾患を予防、抑制し、冠動脈性心疾患の危険因子を改善**し、心理社会的な健康を増進するうえで有効な手法である」というスタンスをとっている。

有酸素運動が一部の症状や疾患のリスクを減らすのに対し、体重負荷エクササイズとレジスタンストレーニングは骨を強化することによって、**全身の骨格を修復、維持し、運動機能の低下を防ぎ、関節炎や骨粗鬆症などの疾患を予防する効果**がある。

アメリカ疾病管理センターが2007年に発表した研究結果によると、筋力トレーニングは関節炎の症状を大いに和らげ、痛みを43％も軽減し、「筋力と全般的な身体能力を高め、この疾患の兆候や症状を改善し、障害を軽減した」。

これにより、「筋力トレーニングに、薬物治療と同等以上の骨粗鬆症予防効果がある」ことが証明された。

またこのメタアナリシスは、筋力トレーニングが骨密度を高め、「**高齢者の糖尿病管理にも有効であり……抗うつ薬と同等のうつ改善効果がある**」ことも示した。

信頼できる複数の研究によれば、筋力トレーニングのプログラムは、身体のバランス改善にも役立ち、とくに高齢者の骨折の主な原因である転倒のリスクを減らす効果が期待できる。

オレゴン健康科学大学関節炎・リウマチ性心疾患部門は「**反復的、機械的な負荷をかける短い運動は、骨強度を高めるのに最も効果的である**」と報告している。

国立関節炎骨格筋皮膚疾患研究所の資金提供を受けた「骨・エストロゲン・筋力トレーニング調査」は、アリゾナ大学生理学部と栄養科学部によって１９９５年から２００１年にかけて実施された。

平均年齢56歳の閉経後の女性２６６人を、運動群と対照群にランダムに分け、全員にカルシウムのサプリメントを与えたうえ、運動群には体重負荷エクササイズとウエイトリフティングを1年にわたって週3回指導した。調査終了時に、研究者は次のように報告している。

「1年間の体重負荷およびレジスタンスエクササイズは、カルシウムサプリメントとの併用により、閉経後の女性の骨粗鬆症性骨折リスクが高い骨格部位の骨ミネラル密度を有意に改善した」。実際、骨粗鬆症の原因である骨ミネラル密度は低下するどころか、1〜2%上昇した。

■好きな運動を「週3回、1回20分」する

運動の重要性が実証されていることから、最近では患者に「運動」を処方する医師もいる。

ジョスリン糖尿病センターの医師で、ハーバードメディカルスクール・リハビリテーション医学助教のエディー・フィリップス博士は、いちばん楽しめる運動は何ですかと患者に聞いてから、こんな処方箋を書くそうだ。

「**それを週3回、1回20分行うこと**」

この風変わりな処方に効果があることは、研究によるエビデンスがある。

スポーツ医学誌『スカンジナビアン・ジャーナル・オブ・メディシン・アンド・サイエンス』によれば、身体をほとんど動かさない生活を送っている患者と、運動で改善が期待できる症状（高コレステロールや糖尿病など）に悩む患者の計６３００人が、それぞれの医師にウォーキング、エアロビクス、ウエイトリフティングなどの運動を「処方」された。

すると1年後、患者の半数以上が研究開始前に比べてより活動的になったと答え、3分の1が定期的に運動を行っていると答え、**当初まったく身体を動かしていなかった患者の約15%が定期的に運動するようになった**と答えたという。

運動が体によいという考えはアメリカにすっかり定着し、フィットネスクラブの数も、エアロビクスからズンバに至るまでさまざまな運動をする人の数も、爆発的に増えているが、それでも肥満の蔓延は止まらない。

『ＢＭＪ』に掲載された２０１３年の論文によると、驚くなかれ18歳以上のアメリカ人の80%が、保健福祉省の設定する有酸素および筋力トレーニングの推奨レベルを満たしていなかった。

では、**どんな運動を、どれくらいの頻度で、どれくらいの時間行うべきだろう？**

運動しようと思い立ち、すぐにその時間を捻出し、ライフスタイルをすっかり変えられる人などまずいない。ものごとはそんなふうには運ばない。

手始めとしていちばんいいのは、「運動」を「活動」といいかえることだ。まずはふだんの生活で、いつもより体を動かすようにしよう。

■最低基準は「1日20分」の早歩き

古代中国の思想家老子がいったように、「千里の道も一歩から」だ。壮大な目標を立てるより、少しずつ始めて、徐々に体を慣らしていこう。何もしないより、何かするほうがずっといい。

ふだん体を動かさない人への最良のアドバイスは、一度に多くのことをやろうとせず、生活に少しずつ変化を取り入れることだ。

さいわい、**中強度の運動を1日10分でも取り入れれば、確実に効果を得ることができる**。しかも何の危険もない。ニューヨーク市のパーソナルトレーナーでヨガインストラクターのローラ・スティーブンスは、クライアントにまずこう聞くそうだ。「**今日から毎日10分ずつ歩くか、そのうち病院に駆け込むかのどちらを選びますか?**」

運動の適量についてアメリカ保健福祉省の2008年の報告書は、大人が健康的でいるために必要な最低ラインの活動量として、中程度の有酸素運動(ウォーキングなど)を週

2時間半以上、または強度の有酸素運動（ジョギング、サッカー、サイクリング、水泳など）ならその半分の時間としている。

つまり、**1日20分ずつ早足で歩いたり、庭仕事をしたりするだけで最低基準を満たせる**のだ。とはいえ、もっと運動できるのであれば、そのほうがあなたのためになる。

一般には、**約30分の筋力トレーニングを週3回行うのが最も効率的**とされる。また、「適切なウエイトを使って12回の反復運動を1セット行えば、同じ運動を3セット行うのと同じくらい効率的に筋肉を鍛えられる」とする研究もある。

メイヨー・クリニックスポーツ医学センターの共同ディレクターを務めるエドワード・ラスコウスキー博士によれば、「適切なウエイトとは、12回めをなんとかぎりぎりでもち上げられる重量」だという。

■ふだんの生活に運動を取り入れるリスト

ジムでの運動を友人や家族と楽しむイベントにすると、定期的に運動しやすくなることを、研究は示している。**誰かと一緒に定期的に運動する人は、より熱心にジムに顔を出し、より長い時間、より楽しみながら行うことができる。**

私自身はといえば、なるべく頻繁にゴルフをするほか、週3、4回友人たちとジムで運動している。一緒にやると楽しいからやる気が出るし、待っていてくれる人がいればこそ、今日はサボりたいなと魔が差しても、朝6時半になればちゃんと顔を出せる。

そして実際、運動を終えたとき、**ああ今日もやり抜いてよかった、と思わない日はない**。

もちろん、そう思っているのは私だけではない。フィットネスは一大産業と化している。すでに2012年までに全米には3万5000軒を超えるフィットネスジムができ、会員は5000万人を超えた。

だがジムに入会しなくても運動はできる。ふだんの生活に運動を取り入れる方法はいくらでもある。たとえば……

- 10階までエレベーターで上る代わりに、7、8階で降りて、2、3階分階段を上る
- 近所に出かけるときは車に乗る代わりに、徒歩か自転車で行く
- ショッピングモールやジムの駐車場では、入口からなるべく遠い場所に車を駐める
- 犬の散歩をする
- 歩数計を身につけて、毎日の歩数をはかる（フィードバックがほしい人に向いているやり

方だ)

・テレビを見ながらサイクリングマシンを漕ぐ

・運動仲間を見つける。相手が遠くに住んでいても「これから運動するよ」「ちゃんとやったよ」とメールやメッセージで報告し合えばいい！

健康を保つうえでの運動の重要性は、すでに実証されているとはいえ、比較的新しい研究分野である。こうした関連性を示す研究はすでに多くあるが、いまも次々と刺激的な発見が行われ、発表されている。あれこれいわずに、とにかく運動しよう！

Pick up 研究結果より

「運動」は体力と気分を改善する奇跡のクスリ

・週150分の早歩きによって**4年半も寿命を延ばせる**。

・週6時間以上運動する女性は、**乳がんリスクが30%低下**した。

・ウエイトトレーニングを行い筋力を高めた男性は、**がんによる死亡率が3分の1以上低**

下した。

・運動は薬物と同じくらいうつ病に有効で、患者によっては薬物よりも運動が向いている人がいる。
・適度な運動がストレスレベルを半分以下に低減させる。
・運動の効果は累積的で、体力のある人ほど長生きする。
・筋肉を鍛えると骨まで強くなる。
・1日20分ずつ早足で歩いたり、庭仕事をしたりするだけでアメリカ保健福祉省の最低基準を満たせる。

LECTURE4

あまりに無駄のない「驚異の食べ物」

長く生きるために毎日食べよ

■「ナッツ」は殻以外ほとんど無駄がない

いまから100年前に、著名な農学者のルーサー・バーバンクはこう書いた。

「ナッツの成分を化学的に分析すると、全体として栄養のぎっしり詰まった食品で、殻《から》以外に無駄な部分がほとんどないことがわかる。タンパク質、脂肪、炭水化物など、食事に必要な栄養素をすべて含んでいて、**それだけで生命を維持できる力をもっている**。ただし適切な割合で含んでいるわけではないから、それだけでは食事にはならない」

人が初めてナッツを割って食べたのは、いまから数百万年前のこと。それ以来、さまざまな種類のナッツが食事の重要な品目になっている。

80万年前ごろに埋められた7種類のナッツとそれを割るための石器が、イスラエルの考古学者によって発掘された。紀元前6100年に食されたピーカンナッツの食べかすが、テキサスで見つかった。紀元前2838年に古代中国の学者は、神に授かった5つの聖なる食べ物のひとつに、ヘーゼルナッツを挙げた。バビロニア王ネブカドネザルは、かの有名な空中庭園にピスタチオの木を植えさせた。

アーモンドは旧約聖書にも登場する。インカ人は3000年以上前、死後の世界で食べられるようにと、ピーナッツを死者とともに埋葬した。ギリシャ人とローマ人はナッツを神の食べ物と称《たた》え、松の実を媚薬と見なした。ナッツは新世界にもち込まれた最初の珍味のひとつだった。

ジョージ・ワシントンは、トーマス・ジェファーソンにもらったピーカンの木をマウントバーノンのプランテーションに植えた。ピーナッツはアフリカから奴隷船でアメリカにもたらされ、南北戦争では南北両軍の兵士の腹を満たした。

太るどころか「やせる」

歴史のほとんどを通じて、ナッツは人類の生存を支えてきた。しかし、あの小さな栄養の宝庫にあれほどぎっしり詰まった健康効果が科学的に理解されるようになったのは、ごく最近のことだ。

少し前、あるディナーパーティーでナッツのすばらしさについて熱弁をふるっていると、そばでじっと聞いていた友人が、価値あるものは包みが小さいというからね、といった。

たしかに、ナッツは小さな健康食品店のようだ。

バーバンクが推測した通り、ナッツには**タンパク質、脂肪、天然の植物性オメガ3系多価不飽和脂肪酸、植物性栄養素、ビタミンCやEなどの抗酸化物質、セレン、マグネシウム**などの栄養素が含まれている。

ナッツがおいしいことや、ペーストから鉢、通貨までのさまざまな用途に使えることは、昔から多くの文明で知られていた。

しかしナッツを常食することで得られる多くの健康効果は、最近になってようやく注目を集め始めた。

ナッツは脂肪分が多いために、アメリカでは健康に悪いと考えられていた。だが研究で証明されているように、**ナッツに含まれる脂質は体にとてもよい**のだ。

ナッツを日常の食事に取り入れると、いろいろな健康効果が期待できる。心臓疾患やがんになるリスクを減らす、コレステロールや血圧を下げる、男性の生殖機能を高める、などのほか、**太るという通説とは逆にやせる効果もある**。

ナッツ（木の実）は定義上、固い殻に覆われた果実の種で、殻を割らないと食用の種子が得られない。例外のひとつはピーナッツだ。ピーナッツは最も一般的なナッツだが、じつをいうとマメ科植物で、エンドウ豆やインゲン豆の遠い親戚にあたる。また世界最大の種子といえばココナッツだが、厳密にはナッツではなく核果《かくか》という、中心部に種の入った桃のような多汁質の果実だ。

ナッツは種子で、**新しい植物になるためのエネルギーがすべてつまっている**から、栄養価が高いのも当然だ。

■週5回以上食べる人は「心臓発作」のリスクが半分だった

人には「おいしいものは体に悪い」という思い込みがある。そのため、健康のためにいろいろなナッツを食事に取り入れることが好ましいという事実は、うれしい驚きをもって迎えられた。

医師が初めてナッツの潜在的な栄養価を意識したのは1992年、内科専門誌『アーカイブズ・オブ・インターナル・メディシン』に掲載されたアドベンチスト健康調査が、「**ナッツの摂取は致死性・非致死性の心臓疾患のリスクを減らす**」と結論づけたときだ。

この調査はカリフォルニアのロマ・リンダ大学が、同州のセブンスデー・アドベンチスト教会の協力を得て行ったもので、ヒスパニックでない白人信者3万1208人の健康データを12年にわたり収集した。

調査開始時に、心臓疾患にかかわる既知の危険因子（喫煙など）のほか、参加者の食事に関する広範な情報を収集したおかげで、これをもとにライフスタイルと健康状況によって結果を細かく分類することができた。

参加者は異なる種類のナッツを与えられ、3分の1弱の人がピーナッツ、29%がアーモンド、16%がクルミ、23%がその他のナッツを食べた。

結果は意外であり、決定的だった。

「ナッツの頻繁な摂取が心血管疾患リスクを予防する可能性があることを、データは強く示唆している。……ナッツを週4回以上食べた参加者は……心臓疾患の危険因子が著しく減った。……この結果は16の下位群のほぼすべてで確認された」

下位群にはすべての年齢層と体重層の男女、頻繁に運動する人、しない人が含まれていた。

ナッツを週1～4回食べた人は、ナッツを食べる頻度が週1回未満の人に比べて、**致死性の心臓発作を起こすリスクが約27%、非致死性の心臓発作を起こすリスクが26%低かった**。しかしナッツの予防効果がさらに顕著に表れたのは、週5回以上食べた人だった。致死性の心臓発作のリスクは48%低く、非致死性の心臓発作のリスクは半分以下だったのだ。

また毎日の食事にナッツが含まれていた人は、週1回未満しか食べなかった人に比べて、**心臓発作を起こす確率がなんと60%も低かった。**摂取したナッツの種類による顕著なちがいは認められなかった。

■男性の「全死亡」と「心臓突然死」の確率が低下した

この研究が発表されると、ナッツはがぜん注目を浴びるようになった。ナッツはあくまでスナックで、食べ過ぎると太るからほどほどにしておいたほうがいいというのがそれまでの考えだった。——心臓の健康のためにナッツを食べるだって？　気はたしか《アー・ユー・ナッツ》？

だが同様の研究結果が相次いで報告されるうちに、ナッツは見直され始めた。

そうしためざましい研究のひとつが、医学専門誌『ニューイングランド・ジャーナル・オブ・メディシン』に１９９６年に掲載されたアイオワ女性健康調査だ。**閉経後の女性でナッツを週4回以上食べる人は、心臓発作で死亡するリスクが40%低く、**また前述のアドベンチスト調査と同様、週5回以上食べる人は50%以上低いと報告されたのだ。

ナッツが心臓の健康に果たす重要な役割に対する根強い疑いを払拭《ふっしょく》したのは、１９９８年に『ブリティッシュ・メディカル・ジャーナル』に掲載された看護師健康調査である。

この調査は１９７６年に開始され、女性の正看護師12万１７００人が登録し、食事に関する項目は１９８０年から含められた。

この中のナッツ摂取の健康効果に関するコホート研究は、女性8万６０１６人を18年間追跡した結果、「ナッツの頻繁な摂取は、致死性心疾患および非致死性心筋梗塞《しんきんこうそく》のリスク低減と関連していた」と結論づけている。

同じ年に医師健康調査は、男性医師約2万２０００人を11年間追跡した結果、「**ナッツの摂取量が増えるにつれ、全死亡と心臓突然死のリスクが低下した**」と結論づけた。

１９９８年のアメリカ心臓協会の年次総会で、ハーバードの研究者はこう報告している。「これらのアメリカの医師のデータは、ナッツ摂取が全死亡リスクと心臓突然死リスクの低減と関連していることを示唆《しさ》している」

■心臓だけでなく「メタボ」にも効く

こうした強力なエビデンスが積み上がっていくなか、２００３年にはナッツのメーカーがパッケージにこんな表示をすることが、アメリカ食品医薬品局（ＦＤＡ）によって認められた。

「1日あたり1・5オンス（約43グラム）のナッツ類を、低飽和脂肪酸・低コレステロールの食事に取り入れると、**心臓疾患のリスクを減らせる**ことが、科学的エビデンスによって証明されてはいないが示唆されています」

それ以降も、なぜナッツにそうした予防効果があるのかを解明するための研究が数多く行われている。

2008年のスペインの研究は、かねてから多くの効果が認められてきた**オリーブオイルよりも、じつはナッツのほうが心臓疾患患者によいかもしれない**と結論づけた。

この研究は『アーカイブズ・オブ・インターナル・メディシン』に掲載された、「地中海食による疾患予防」研究で、メタボリックシンドロームの男女751人を含む1200人を対象に実施された。

メタボリックシンドローム（脂質異常症）とは、内臓脂肪型肥満、高血圧、高血糖、高脂血症などの症状群をいい、これらの症状を併発すると、心臓疾患、脳卒中、2型糖尿病のリスクが高まる。アメリカでは**50歳以上の人口の約44%が該当する**といわれる。

この研究は参加者を3つの群に分け、「対照群」には低脂肪食に関する指導を行い、「地中海食オリーブオイル群」には魚、果物、野菜の摂取を増やし赤身肉を白身肉に置き換え、香味野菜を取り入れた地中海食を大さじ4杯以上のオリーブオイルで調理したものを与え、「地中海食ナッツ群」にはナッツを加えた地中海食を与えた。

1年後の追跡調査で、地中海食ナッツ群は、メタボリックシンドロームの有病率が13・7%も低下し、地中海食オリーブオイル群は6・7%低下したが、対照群は2%の低下にとどまった。

研究者は、「脂肪分と不飽和脂肪酸が豊富で美味なナッツを補った、カロリー制限のない伝統的な地中海食は、メタボリックシンドローム管理の有効な手段である」と結論づけている。

「悪玉コレステロール」数値が下がった

ナッツに心臓疾患を予防する効果がある理由のひとつは、悪玉（LDL）コレステロールを減らす不飽和脂肪酸とタンパク質を豊富に含むことにあるのではないかと、研究者は強く推測している。

植物性食品のなかで、ナッツは植物油に次いで脂肪分が多く、カシューナッツは全体の46%、ピスタチオナッツは76%が脂肪分で、その半分以上が体によい脂肪である。

ペンシルベニア州立大学の研究者が、ピスタチオの悪玉コレステロール抑制効果を調べるために、参加者にピスタチオを加えた食事療法を行う小規模な研究を行った結果、**1日あたり2食分のピスタチオを加えた低脂肪食は、コレステロールの血中濃度を12％下げた**と報告している。

2010年に『アーカイブズ・オブ・インターナル・メディシン』に掲載された別の研究は、25件の調査から計583人分のデータを収集し、「ナッツを摂取した群」と「摂取しなかった対照群」に分けて比較した。

結果、ナッツ群は悪玉コレステロール値が7・4％低下したうえ、LH比（悪玉コレステロール値÷善玉コレステロール値）にも同程度の低下が見られた。

クルミとアーモンドは、とくにコレステロールを下げる効果が高いことがわかっている。2002年にトロント大学で行われ、循環器分野の専門誌『サーキュレーション』に掲載された小規模な臨床試験は、コレステロール値の高い男女27人を3か月にわたって追跡したところ、1日1つかみ（約28グラム）のアーモンドを食べた群は、**悪玉コレステロール値が4・4％低下し、1日2つかみ食べた群は9・4％低下した。**

研究責任者のデイビッド・ジェンキンス博士は、こう結論づけている。

「脂質異常症（メタボリックシンドローム）の被験者の食事に、**スナックとしてアーモンドを加えると、心臓疾患の危険因子を大いに減らすことができる。**おそらくナッツの脂肪分以外の成分（タンパク質と食物繊維）と一価不飽和脂肪酸の効果ではないかと考えられる。……ナッツの一価不飽和脂肪酸と多価不飽和脂肪酸は、理想的な脂肪分の組み合わせである。こうした要因のすべてに、血中コレステロールを下げる作用があるのだろう」

■週1回でも女性の「2型糖尿病」に効果があった

同じくジェンキンス博士が行い、2005年に栄養学分野の専門誌『アメリカン・ジャーナル・オブ・クリニカル・ニュートリション』に掲載された、ナッツに関する別の研究は、アーモンドなどの食品と、コレステロール値を降下させるスタチン系薬物を比較した。

悪玉コレステロール値の高い成人34人を対象に、1か月間試験を行った結果、**アーモンドを含む健康的な食事は、悪玉コレステロールを約30％低下させた**ことがわかった。これはスタチンとほとんど遜色のない効果で、しかも副作用のおそれがまったくない。

このように、**ナッツの摂取が心臓の健康によく、心臓疾患リスクを25～50％下げることが研究により示されている**が、そのほかの健康効果を示すエビデンスも出ている。

たとえば看護師健康調査の一環として実施された、ナッツの摂取と2型糖尿病の関係に関する調査がそのひとつだ。

2002年に『JAMA』に発表された結果は、「ナッツとピーナッツバターをより多く摂取することに、女性の2型糖尿病リスクを下げる可能性があることが示された」としている。

実際、1食分のナッツを週に5回以上食べた女性は、ナッツを食べなかった女性に比べて2型糖尿病の発症リスクが27％低く、週1回しか食べなかった女性でさえ8％低かったのだ。

■有益な「生物活性化合物」が多く含まれている

『アメリカン・ジャーナル・オブ・クリニカル・ニュートリション』で報告された2008年の上海女性健康研究は、2型糖尿病の既往のない女性6万4000人を5年近く追跡し、こう結論づけた。

「本研究は、**ピーナッツとピーナッツバターの摂取に2型糖尿病の発症を予防する効果があること**を示した、看護師健康調査Ⅱの結果と符合する」

やや意外なことに、栄養学の専門誌『ヨーロピアン・ジャーナル・オブ・クリニカル・

ニュートリション』に2010年に掲載された医師健康調査では、**ナッツ摂取が男性の心臓疾患リスクを下げる**ことは示されたが、ナッツ摂取と糖尿病リスク低減との関連性は認められなかった。

アメリカ糖尿病学会誌『ダイアビーティス・ケア』に掲載された、小規模だが興味深い2014年のスペインの研究は、糖尿病予備軍の成人54人を2つの群に分けた。糖尿病予備軍とは血糖値が高めの人をいい、放っておくと3人に1人が5年以内に2型糖尿病を発症する。

一方の群には食事に加えて1日2オンス（約57グラム）のピスタチオを与え、対照群にはオリーブオイルなどの脂肪分を加えた食事を与えた。4か月後、ピスタチオ群は空腹時血糖値とインスリン値、インスリン抵抗性の指標となるホルモンマーカーが低下したのに対し、対照群では逆に上昇した。

「この研究ではピスタチオを調べたが、グルコース代謝を改善する効果は、すべてのナッツに共通すると考えられる。なぜならナッツには、**インスリン耐性と糖尿病を生じる生物学的経路に有益な影響を与え得る、生物活性化合物が多く含まれる**からだ」と、バルセロナ・ホスピタル・クリニック脂質科のエミリオ・ロス博士は指摘する。

■週2回で女性の「膵がんリスク」が大幅に低下した

ナッツが特定の種類のがんの発症リスクを下げるようだとする研究もある。

たとえば看護師健康調査は、ナッツと膵《すい》がんリスクの大幅な低下とのあいだに関連性を認めた。

2013年にがん分野の専門誌『ブリティッシュ・ジャーナル・オブ・キャンサー』に掲載された、ハーバードメディカルスクールとブリガム・アンド・ウィメンズ病院によるこの研究は、女性7万5000人以上を追跡した結果、「1つかみのナッツを週2回以上摂取した女性は、ほとんどナッツを食べなかった女性に比べて、**膵がんのリスクが有意に低かった**」と報告している。

ナッツ摂取量が増えると膵がんリスクが低下するという負の相関は、肥満度指数（BMI）や身体活動、喫煙、赤身肉や果物、野菜の推定摂取量によって群分けした分析でも変わらなかった。

また、セレンの血中濃度が高いと前立腺がんになりにくいという説が、科学者のあいだで長年取りざたされてきた。

２０１３年のアメリカがん研究学会年次総会で、オランダのマーストリヒト大学の研究者が男性６万人を対象とした調査の予備データを発表し、**セレンの血中濃度が高い人は前立腺がんになるリスクが60％低い**ことを示した。ちなみにセレンをとくに豊富に含むナッツはブラジルナッツである。

台湾の研究者はナッツと結腸がんとの関連性を調べた。

消化器分野の専門誌『ワールド・ジャーナル・オブ・ガストロエンテロロジー』に掲載された、男女２万４０００人を対象としたこの10年間の研究は、**ピーナッツを週に２回以上食べた女性は結腸がんの発症リスクが58％低下**し、男性はそれほどではないとはいえ、やはりめざましい27％もの低下を見たと報告している。

■多く食べるほど「寿命」が長くなる

このような研究結果に触発された研究者が、ナッツとがんとの関連性を調べ始めている。たとえばピスタチオが肺がん予防に何らかの効果があることが、動物実験で確認されている。

実際、全体として見れば、ナッツ摂取に寿命を延ばす効果があることを、多くのエビデンスが示しているように思われる。

ダナ・ファーバーがん研究所がブリガム・アンド・ウィメンズ病院およびハーバード大学公衆衛生大学院と共同で行い、『ニューイングランド・ジャーナル・オブ・メディシン』で発表した研究では、1つかみのナッツを定期的に食べる人は、まったく食べない人に比べて、**30年間の全死因死亡率が20%低かった。**

この特大規模の研究は、アメリカ国立衛生研究所とナッツ業界から資金提供を受けて行われたもので、看護師健康調査の女性7万6464人から30年かけて収集されたデータと、医療従事者追跡調査の男性4万2498人から24年間で得られたデータを分析した。

その結果、「**すべての分析で、ナッツの摂取量が多い人ほど、30年間の追跡期間中の死亡率が低かった**」と、論文の筆頭著者であるブリガム・アンド・ウィメンズ病院のイン・バオは述べている。

ナッツを週1回未満しか食べない人でも、まったく食べない人に比べれば死亡率は7%低く、毎日食べる人は20%も低かった。がん、心臓疾患、呼吸器疾患による死亡率に大幅な低下が認められたほか、ほぼすべての分類で死亡率は低かった。

どの種類のナッツを食べるかは問題ではないようだった。種類によらず、**ナッツを食べる人は寿命がより長く、また食べる量が多いほど寿命は長かった。**バオが認める通り、なぜそうなるのかはまだ解明されていない。「正確な生物学的メカニズムは、現時点ではわかっていない」

それ以前の研究でも、同様の結論が出ていた。

ロマ・リンダ大学によるセブンスデー・アドベンチスト研究は、当初の心臓研究の継続研究として、男女3万4192人を12年にわたり追跡した。2001年に『アーカイブズ・オブ・インターナル・メディシン』に発表された結果は、**ナッツの常食には平均余命を1・5~2・5年延ばす効果があった**と結論づけている。

■30年間の「全死因死亡率」が20%低かった

具体的に、ナッツのどの成分に健康効果があるのかはまだ特定されていないが、ナッツに関する最も意外な発見といえばもちろん、**減量や体重維持に役立つ**というものだろう。

ナッツの食べ過ぎは太るというのが、長年の通説だった。

カシューナッツ1粒は約8~9キロカロリー、アーモンドは7キロカロリー、ピスタチオは3キロカロリーだ。実際、カロリーが高く太りそうだからという理由で、ナッツの常食を避ける人も多い。

だがうれしいことにいままでは多くの研究が、**ナッツのせいで体重が増えることはほとんどない**としている。

2013年のスペインの31件のナッツ摂取に関する研究のメタアナリシスでは、参加者の大半がほとんどまたはまったく体重が増えず、「健康的でバランスのとれた食事にナッツを加えることで、インスリンを安定させ、空腹を抑えることができる」と報告された。食事の一部をナッツに置き換えた参加者は、体重が平均約635グラム減り、ウエストは約1・3センチ細くなった。

栄養学分野の専門誌『アメリカン・ジャーナル・オブ・クリニカル・ニュートリション』に掲載されたこの研究は、「これらの効果は大きさこそ控えめだが、この結果によりナッツの摂取が肥満を促すという不安は払拭された」と結論づけた。

ナバラ大学医学部の予防医学・公衆衛生学科によって行われ、2007年に肥満医学の専門誌『オベシティ』に掲載された、同じくスペインの研究は、8865人を28か月間追跡した結果、**ナッツを週2回以上食べた人は、ナッツを食べなかった人に比べて、体重が増加する確率が31％低く**、また体重が増加した人だけを比較しても、週2回以上食べた人は食べなかった人に比べて、増加幅は約半分だった。

パデュー大学食品栄養学教授リチャード・マテス博士は、ナッツの栄養価を10年以上研究している。博士は栄養学の専門誌『ジャーナル・オブ・アメリカン・カレッジ・オブ・ニュートリション』に掲載された2003年の研究「**ピーナッツ摂取が心血管リスクの指標を改善する**」で、健康的な成人15人を対象に、30週にわたり3段階の試験を行った。

第1段階では、参加者は1日の食事のうち500キロカロリー分の脂肪を500キロカロリー分のピーナッツに置き換えた。第2段階では、食事はふだんと変えずに、500キロカロリー分のピーナッツを追加した。第3段階では、各自が好きな方法で食事にピーナッツを取り入れた。

結果、どの段階でも**心臓疾患の重要な危険因子であるトリグリセリド値の有意な低下（最大で24％減）が見られた**。また同じくらい興味深いことに、「1日500キロカロリーのピーナッツを8週間追加しても、体重の有意な変化は認められなかった」とマテス教授は述べている。

■アーモンドで「体重の調整」ができる

10年後にマテス教授が臨床栄養学の専門誌『ヨーロピアン・ジャーナル・オブ・クリニカル・ニュートリション』で発表した同様の研究は、2型糖尿病予備軍の成人137人を、ナッツ・シード類をまったく食べない群から、1日1・5オンス（約43グラム）のアーモンドを1か月間食べた群まで5つの群に分けて追跡した。

結果、「アーモンドはスナックとして摂取した場合、摂取テスト中に空腹感と食欲を抑える効果もあった。……**アーモンドの集中的および長期的摂取は、体重を調整するのに役に立つ**」。

これらの結果は、一見筋が通っていないように思える。脂肪分たっぷりのナッツをよく食べる人の体重が増えず、場合によっては減ることさえあるなんて、なぜそんなことが起こるのだろう？

ほとんどのナッツは「満腹値」が高い、つまり「食後に満腹感を覚える」ため、食欲を抑える効果があるのかもしれないと、マテス教授は指摘する。

昔から栄養士が**食事の前にナッツを何粒か食べなさい**と勧めるのも、このためだ。

また別の可能性として、ナッツを摂取すると基礎代謝が上がり体内の化学反応が加速するため、エネルギーやカロリーの消費が増えるのも一因かもしれない。

そのほか、ナッツはきちんと噛まずに飲み込むことが多いから、カロリーの一部しか吸収されないという説もある。そして最後の点として、**ナッツは砂糖たっぷりではないのに満腹感が得られる理想的なスナック**だから、ポテトチップスのような太りやすいスナックと置き換えれば、摂取カロリーをかなり抑えられるというメリットもある。

ピーナッツは「筋痙攣」を防ぐ

どんな人も、お好みのナッツがきっと見つかるはずだ。著名な管理栄養士で栄養カウンセラーのジェシカ・クランドールもこういう。「ナッツはどれも健康によいと思いますよ。タンパク質、食物繊維、脂肪の含有量が似ていますから」

だがナッツによって栄養価はちがうようだから、効果もちがうのかもしれない。クランドールは「**いろんな種類のナッツを食べれば、そうした効果がすべて得られます**」というが、自分の体にいちばん必要なナッツを選んで食べることもできる。

アメリカでいちばん人気が高いのは、ピーナッツだ。

トーマス・ジェファーソンはピーナッツを栽培した初の大統領で、ジミー・カーターは大統領になった初のピーナッツ農場主だった。

ピーナッツは約30%がタンパク質で、カリウムとビタミンB群を豊富に含むため、**エクササイズ中の筋痙攣を防ぐのにとくに有効**だ。

しかしピーナッツについては注意点がひとつある。こうした健康効果のすべては、ピーナッツバターを食べても得られないことが多いのだ。

ピーナッツバター、つまりピーナッツペーストは、1890年にセントルイスの医師によって、歯の悪い患者のためのおやつとして開発され、1904年のセントルイス万国博覧会で全米にお披露目された。

ピーナッツバターは、ピーナッツの有益な栄養素をすべて含んでいるし、看護師健康調査ではピーナッツと同等の心臓疾患リスク低減効果が認められたが、問題は、メーカーが余計な脂肪やナトリウム、糖分を加え、**賞味期限を延ばし鮮度を保つために、トランス脂肪酸まで添加している**ことだ。

こうした添加物につきものの危険を被《こうむ》らずに、ピーナッツバターの効果を十分に得るには、トランス脂肪酸を含まないものや、ピーナッツだけでつくった自然食品にこだわろう。

■ピスタチオは「悪玉コレステロール」を抑える

ピスタチオのすばらしさといったら！　たった1オンス（約28グラム）のピスタチオに、**1日に必要な食物繊維、マグネシウム、ビタミンB群、銅、リンの10％**が含まれ、そのうえコレステロールフリーときている。

だが最近とみに注目を集めているのは、別の効果だ。

2011年にトルコ・アンカラのアタテュルク教育研究病院第2泌尿器・生化学科で行われ、性機能分野の専門誌『インターナショナル・ジャーナル・オブ・インポテンス・リサーチ』に発表された、小規模な興味深い研究は、悪玉（LDL）コレステロールの数値が高く、勃起不全（ED）の既往のある男性17人に、1日100グラムのピスタチオを3週間与えた。

ピスタチオは、血流を促すことにより心不全リスクを減らす効果が確認されているため、体のほかの部位にもよい影響があるのではないかと考えたのだ。実際、「3週間のピスタチオ食をED患者に実施したところ、**勃起機能の指標に有意な改善**が見られ……副作用もまったくなかった」と研究者は結論づけている。

ピスタチオは、コレステロール降下物質であるステロールの含有量が、すべてのナッツの中で最も高く、**悪玉コレステロールの値を下げ、糖尿病を予防する効果**が証明されている。

トロントのセント・マイケルズ病院臨床栄養学・危険因子管理センターの研究者は、ピスタチオには食後血糖値を下げる作用もあるのではないかと考えた。

２０１１年に栄養学分野の専門誌『ヨーロピアン・ジャーナル・オブ・ニュートリション』に掲載されたごく小規模な研究は、参加者10人に炭水化物を多く含む食事を、ピスタチオとともに、またはピスタチオなしで与え、食後に検査した結果、血糖反応に用量依存性を認めた――つまり、**ピスタチオを食べれば食べるほど、血糖値の上昇が抑えられた**。「ピスタチオの食後血糖値の上昇抑制効果が、糖尿病と冠動脈性心疾患のリスクを低減するメカニズムの一部である可能性を、研究は示唆している」

■クルミは「抗酸化物質」が最も多い

クルミは最古の食用の木の実で、紀元前７０００年の昔から食べられている。古代ローマでは「ユピテルの聖なる木の実」と呼ばれ、初期の交易ではイングリッシュウォルナットと呼ばれて世界中で珍重された。**クルミはナッツ類のなかで、炎症抑制効果のあるオメガ３脂肪酸と抗酸化物質の含有量が最も多い**。

クルミに糖尿病や心臓疾患のリスクを低減させる効果があることは知られているが、最近ではがんへの影響に関心が集まり、実験室試験では乳がんの抑制効果がいくらかあることが確認されている。

アーモンドは聖書にたびたび登場する。旧約聖書の民数記にも、モーセの兄アロンの杖が花を咲かせ、アーモンドの実をつけた話が出てくることから、アーモンドは神の認めた食べ物と見なされている。また古代エジプトではファラオのためにつくられるエジプトパンの材料として珍重された。

アーモンドはほかのナッツに比べ、食物繊維とビタミンEを豊富に含むため、間食しても太りにくく、2型糖尿病リスクを下げる作用があり、**悪玉コレステロールを抑制して心臓を健康に保つ**効果があるようだ。さらにほかのナッツと同様、それ以外の効果も期待できそうなことが明らかになっている。

たとえばフランス栄養ホルモン調査グループが国際がん研究機関と世界保健機関の資金提供を得て行い、がん予防分野の専門誌『キャンサー・エピデミオロジー・バイオマーカーズ・アンド・プリベンション』に2005年に掲載された非常に大規模なヨーロッパの疫学研究は、男女約50万人のデータを検証した結果、アーモンドには男性の結腸がん発症を抑制する効果はないようだが、「**女性の結腸がんについては、下位分析で有意な負の相関が認められた**」。

ただしほかの多くの研究と同様、なぜ女性だけに抑制効果が見られるのか、なぜ結腸がんに限られるのかは説明できないとしている。

カシューナッツは「胆石」のリスクを下げる

ピーカンナッツは、一般的なナッツのなかで北米に自生する唯一の種で、アメリカ先住民や植民地時代の人々にとって重要な秋の食材だった。

ほかの大半のナッツと同様、ピーカンの効果に関する最も有望な研究は、臨床試験ではなく実験室で行われたものがほとんどだ。

たとえばマサチューセッツ大学神経細胞生物学・神経変性疾患センターのプロジェクトは、ピーカンを補充したエサを与えられたマウスが、ピーカンを食べなかったマウスに比べ、**運動機能の低下が有意に遅延した**と報告している。

ピーカンに豊富に含まれる抗酸化物質は、心臓の健康にもよいようだ。

栄養学分野の専門誌『アメリカン・ジャーナル・オブ・ニュートリション』に掲載された、ロマ・リンダ大学による2011年の研究では、ピーカンが悪玉（LDL）コレステロール値を33％も低下させ、重要なビタミンEレベルを上昇させたことが認められた。

同じチームが行った2006年の研究は、「ほんの1つかみのピーカンを食事に加えるだけで、**血中脂質の有害な酸化が抑制され、心臓疾患が予防される可能性**」があることを示した。

「天然のビタミン剤」とも呼ばれるカシューナッツは、世界で最も人気の高いナッツのひとつだ。ナッツの多くがそうだが、**とくにカシューナッツは胆石のリスクを下げる効果が高い**ようだ。

アメリカでは年間100万人を超える女性が、胆石症と診断されている。胆石とは、胆汁の成分が胆嚢《たんのう》で結晶化して徐々に大きくなる症状で、激しい痛みを生じ、死に至ることもある。

看護師健康調査の別部門が、胆石形成を促進または抑制する食生活を調査した結果、ナッツは全体として胆石のリスクを低下させるが、とくにカシューナッツを週1回以上食べた女性は、体力を衰弱させることの多い胆石を発症するリスクが25％も低下したことがわかった。

■結局「ココナッツオイル」は体にいいのか悪いのか？

ほとんどのナッツには何らかの健康効果があるが、危険があることも忘れてはいけない。世界で毎年約150人が、木から落ちたココナッツにあたって亡くなるらしい！

ココナッツは世界最大のナッツで、成熟した実の重さは2キロにもなる。ココヤシの木は大きいもので30メートルほどの高さに成長するため、そこから実が落下した場合の衝撃は1トンを超える。

だが**最近までココナッツの最大の危険は、オイルにあると考えられていた**。ココナッツオイルは、悪玉コレステロール値を上げ心臓発作の原因になるタイプの飽和脂肪酸を多く含むため、料理などに使う量を厳しく制限すべきだといわれていた。

しかし最近では徐々に認識が変わりつつあり、ココナッツは頭上に落下しない限り、何らかのよい影響があるとの見方が広まっている。

なぜなら、ココナッツオイルにもいろいろなものがあるからだ。ひと昔前に出回っていた加工度の高いココナッツオイルは、トランス脂肪酸などの悪玉コレステロールを増やす危険な物質を含み、悪玉コレステロール値の急激で危険な上昇を招くことが知られていた。

他方、当時はまだ手に入らなかったが、最近の主流である**バージンココナッツオイルには、さまざまな健康効果がある**ようなのだ。

２００９年にオンラインで発表されたブラジルの二重盲検臨床試験は、肥満女性40人を対象に、同じ食事に健康的な大豆油またはバージンココナッツオイルを補ったものを３か月間与えた。期間終了後、ココナッツオイル群は大豆油群よりも体重の減少が大きかった。

またアルツハイマー病の専門誌『ジャーナル・オブ・アルツハイマーズ』に掲載された、2013年のカナダの実験室研究では、バージンココナッツオイルに、**アルツハイマー病で冒される大脳皮質ニューロンを保護する効果**が認められた。

それに、ココナッツを昔から主食とする地域でも、高レベルの飽和脂肪酸と関連づけられる問題は生じていない。

では、現在ではココナッツオイルは体によいと考えられているのだろうか？

ハーバード大学公衆衛生大学院栄養学部長のウォルター・ウィレットは、こう語る。

「これまでの研究のほとんどは、ココナッツオイルがコレステロール値に与える影響を調べる短期的な研究です。心臓疾患への影響はよくわかっていません。それにLDL（悪玉）コレステロールの働きを抑制し、HDL（善玉）の作用を促す不飽和脂肪酸の割合が高いオリーブオイルや大豆油などの植物油ほど、ココナッツオイルは健康的だとは、私には思えません」

アメリカ心臓協会はいまもココナッツオイルを避けるよう、注意を呼びかけている。しかしココナッツはほかのナッツと同様、食物繊維とビタミン、ミネラルをたっぷり含み、じつに多くの疾患の治療薬の原材料にも使われているのだ。

1日「28〜57グラム」がちょうどいい

ほとんどの人にとって、ふだんの食事にナッツを加えることは健康によいが、ナッツの危険についても考える必要がある。そのひとつとして、ナッツアレルギーは大きな危険をはらむ問題だ。アメリカ人の約1%がナッツアレルギーである。成長とともに免疫力がつき改善する子どももいるが、大半はそうならない。

ナッツアレルギーの人にとっていちばんいいのは、ナッツやナッツを含む食品を口に入れないことだが、これは口でいうほど簡単なことではない。ボウルに入ったピーナッツならまだしも、ナッツオイルはソースやシャンプーのようなものにも使われているのだ。

ナッツが使われていないか心配な人は買いものをするときラベルをしっかり確認しよう。2つめとして、ナッツアレルギーの人はエピネフリンの自動注射器（エピペン）をつねに携行すること。エピネフリンは、アレルギー反応の命にかかわる症状を改善する効果がある。

では、健康のためにはどの種類のナッツを、どれだけ食べればよいのだろう？

私自身は**ミックスナッツの小袋（カシューナッツやピスタチオ、スパイシーなピーナッツなどの詰め合わせ）を、毎日1袋食べている。**朝、1袋もって家を出て、車のなかで食べる。

ほとんどの種類のナッツに何かしら健康効果があるから、いろいろな効果を得るには詰め合わせを食べるのがいちばんだ。どれくらいの量がよいかは、常識の範囲で考えよう。ほどほどがいい。

ナッツの効果をさらに高めるには、**健康的でないスナックと置き換える**のがお勧めだ。人工的な材料がどっさり入ったチョコレート菓子や、人工添加物と脂肪分たっぷりのポテトチップスより、1つかみのナッツのほうがずっと体によい。

ほとんどの研究で、**1日に食べる量はせいぜい1〜2オンス（約28〜57グラム）**としている。1オンスはピスタチオなら49粒、アーモンドなら25粒、マカデミアナッツなら17粒ほどの量だ。

ナッツを食事に加えるには、サラダや魚の前菜、炒め物などに砕いてふりかけることを勧める栄養士もいる。ただし糖分だらけのアイスクリームのトッピングにするのはお勧めしない。

またナッツに含まれる**オメガ3脂肪酸とタンパク質、食物繊維の組み合わせは満腹感を与え、食欲を抑える**が、食べる量はほどほどにしておこう。

いつも患者さんにするアドバイスをあなたにも授けよう。「ナッツをぜひどうぞ《ゴー・ナッツ》！」

Pick up
研究結果より

「ナッツ」の常食でやせて長生きできる

- 毎日の食事にナッツが含まれていた人は、週1回未満しか食べなかった人に比べて、**心臓発作を起こす確率が60%も低かった**。
- 1日1つかみ（約28グラム）のアーモンドを食べた群は、**悪玉コレステロール値が4・4%低下し、1日2つかみ食べた群は9・4%低下**した。
- 種類によらず、ナッツを食べる人は寿命がより長く、また**食べる量が多いほど寿命は長かった**。
- ナッツの常食には**平均余命を1・5～2・5年延ばす効果**があった。
- 多くの研究が、ナッツのせいで**体重が増えることはほとんどない**としている。

・3週間のピスタチオ食をED患者に実施したところ、**勃起機能の指標に有意な改善**が見られた。
・ピスタチオは**悪玉コレステロールの値を下げ、糖尿病を予防する効果**が証明されている。
・ほとんどの研究で、**1日に食べる量はせいぜい1～2オンス（約28～57グラム）**である。1オンスはピスタチオなら49粒、アーモンドなら25粒、マカデミアナッツなら17粒ほどの量。

LECTURE5

「瞑想」の明らかな力を生かす

■「瞑想」は数千年以上前から人類を助けてきた

あるとき誰かが賢人に尋ねた。

「あなたは瞑想で何を得ましたか?」

賢人は頭をふって答えた。

「いや、何も」

それからこういった。

「でも、失ったものはありますよ。**怒り、不安、落ち込み、自信のなさ、老いと死へのおそれです**」


歴史を通じて、人はさまざまなかたちの瞑想を数千年にわたり行ってきたが、その効果が科学的に解明されるようになったのは、ごく最近のことだ。

これまで挙げられてきた効果は、気分がよくなる、健康になる、しあわせな気分になる、などのほか、潜在意識と顕在意識のあいだにある霊妙な場所を垣間《かいま》見る、永遠の命を得るなど、じつにさまざまだ。

■それは「科学」とは相いれないのか？

そうした効果が実際にあるのか、想像上のものなのかを調べる研究は、最近になってようやく本格的に始まった。またより重要なこととして、これまでもっぱら主観的な経験と見なされてきたことに、**客観的な生理学的、神経学的説明が与えられようとしている。**

いや、私に聞いてくれてもよかったのに！

妻のアミタは、インドのとてもスピリチュアルな家庭で育った。エンジニアだった義父は、毎日早朝から鹿革の敷物の上で蓮華座《れんげざ》を組み、瞑想をしていたという。インドでは瞑想は日常的に行われていて、呼吸を長時間止められる導師たちの妙技が語り継がれている。アミタは高次の意識とつながる呼吸法を、子どものとき独学でマスターしたそうだ。

幼いころの私は、スピリチュアルの世界にはあまり関心がなかった。父はインドの有名な医師で、兄のディーパックと私は、科学的に実証された西洋医学の技法を信頼するよう教えられて育った。

医学を学ぶために兄弟でアメリカに渡ってから、ディーパックは伝統的な超越瞑想に関心をもつようになった。だが当時の私には、お手軽な悟りブームにしか思えなかった。大多数のアメリカ人と同様、そういうものとは関わり合いになりたくなかったし、もうインドで卒業したと思っていた。瞑想と聞くと、黄衣《こうい》をまとって賛歌を唱えながら練り歩く人が連想された。それでも、アミタに瞑想を学んでみたいといわれたとき、驚きはしなかった。

妻が瞑想を始めてからひと月ほど経つと、はっきりした変化が感じられた。穏やかなオーラをまとっているように見えた。**いっそう美しくなり、自信にあふれ、満ち足りているようだった**。妻はとくに私に瞑想を勧めるでもなかったが、正直興味をそそられた。

ある土曜日の朝、マサチューセッツ州ケンブリッジの地元の瞑想センターまで妻を送り、車を駐めて待っていたときのことだ。テニスの本を読みふけっていると、コツコツと窓を叩く音がした。そこに立っていた男性は、テッド・ワイズマンと名乗った。聞き覚えのある名だ。兄の瞑想の導師だった。

テッドを車に招き入れ、超越瞑想とはどんなものですか、と聞いてみた。彼はその場で私に入門講義を授け、思いちがいや思い込みを正してくれた。

お酒もたばこもやめる必要はない。**静けさと強さに満ちた場所から力を得て、自信をもって仕事にあたれるようになる**。そして当時の私がとくに惹かれたことに、テニスでも集中力を高め、もっと強くなれるというのだ。

テニス大会の決勝戦を控えていた私は、瞑想すれば勝てるでしょうかと思わず聞いた。すると「勝てるかどうかは保証できませんが、負けてもあまり嫌な気持ちにならなくなりますよ！」という答えが返ってきた。

1日「15～30分」の瞑想で人生が大きく変わる

次の週末にさっそく手法を学び、それから1日2回、15分から30分ずつ瞑想するようになった。かれこれ30年以上も前のことだが、瞑想はいまも私の人生を支える柱となり、とほうもない恵みを与えてくれている。

その影響を肌で感じてきた私にとって、**瞑想が心身に与える効果が次々と明らかになっている**ことは、意外でも何でもない。

アメリカではいまも瞑想はひどく誤解されている。日常的に瞑想する人の数が大幅に増え、超越瞑想を習得した人は全米に600万人いるともいわれるのに、たいていの人は瞑想と聞くとエセ宗教的な慣行を連想し、その効果を認めもせず、理解もせずにいる。

この信じがたいほど変化の早い時代、さまざまな刺激が感覚に集中砲火を浴びせ、私たちの注目と関心を得ようとする世界にあっても、瞑想さえすればそうしたすべてから逃れ、**真の孤独と平穏の場所に、しかもまったくお金をかけずに行くことができる**――そういわれても、瞑想を学んだ人でなければ、にわかには信じがたいだろう。

瞑想を簡潔かつ正確に説明する一文を最近読んだので、紹介しよう。

「瞑想がめざすのは、思考を支配することではなく、**思考に支配されないようにすること**である」

これまでに指摘されてきた瞑想の効果は、ほとんど奇跡のようにも思える。

医療の必要性が全般的に減り、冠動脈イベント*の発症がほぼ半減し、高齢者のQOL（クオリティオブライフ。生活の質）が高まり、**寿命が延び、不安やうつが減り、知性と創造性が促され、ぐっすり眠れ、しあわせな気持ちになり、禁煙の役にまで立つ**というのだから。

たしかに、かつては信頼性に欠ける研究も多かった。それにこんなに簡単に誰にでもできることなのに心身の健康を大いに増進できるだなんて、できすぎた話に思えるかもしれない。しかし、そんな懐疑主義も徐々に消え去ろうとしている。**瞑想が心身の働きに影響をおよぼすことに関してもはや疑いの余地はない**。

だが、なぜそうなるのか、正確にどうなるのか、どうやってそれを制御し効果を得るのかは、まだはっきりとはわかっていない。

カリフォルニア大学ロサンゼルス校（ＵＣＬＡ）の精神科医レベッカ・グラディング博士は、心理学分野の専門誌『サイコロジー・トゥデイ』に２０１３年に書いている。

「瞑想のよさを絶賛する声を、あなたもきっと聞いたことがあるでしょう。生活のあらゆる場面に役立つなどという話を、眉唾《まゆつば》だと思う人もいるでしょう。

でも実際そうなのです。1日15分から30分間瞑想することで、**人生への向き合い方や、ものごとのとらえ方、人とのつきあい方が劇的に変わる**のです。共感力が高まり、ものごと（や自分自身）がはっきり見え、名状しがたい静謐《せいひつ》と平穏を感じることができるでしょう。瞑想に代わるものはありません」

瞑想が多くの疾患や症状を改善し、命を救う場合さえあることまで、科学的に証明されつつある。

■瞑想をする「４つの方法」

瞑想とは大まかに定義すれば、内なる意識への旅であり、人間の最古の慣習のひとつで

＊冠動脈イベント：狭心症や心筋梗塞などの冠動脈系の疾患。

ある。紀元前１５００年ごろから書かれていたヒンドゥー教の聖典ベーダにも、古代インドの瞑想の慣習が記録されている。紀元前６世紀ごろには中国やインドの仏教徒のあいだでも、さまざまな形態の瞑想が発達していた。

紀元前20年ごろに西洋に伝わり、アレクサンドリアの哲学者フィロンが、注意力と集中力を促す「スピリチュアルな実践」について書いている。

キリスト教やユダヤ教などの初期の宗教的信仰や、ヨガや武術などの身体技法の多くにも、何らかの形態の瞑想が含まれていた。

統一された技法がいまだかつて存在したことがないこともあって、瞑想の慣習が西洋文化の主流にようやく入り込んだのは、１９６０年代にビートルズやシタール奏者ラビ・シャンカルのような人たちが瞑想を学び、その価値を称賛してからのことだ。

それ以来、さまざまな形態の瞑想への関心が急速に高まっている。

だが瞑想を科学的、医学的に検証し、喧伝《けんでん》されている効果を実証しようとする動きが科学界、医学界で始まったのは、ここ数十年のことだ。まだまだ研究が必要なことは明らかだが、**定期的に瞑想する習慣を生活に取り入れれば大きな効果が得られることはまちがいない**。

瞑想の研究における困難のひとつは、世界各地で実践されている瞑想に、非常に多くの種類があることだ。

アメリカ国立補完統合衛生センター（ＮＣＣＩＨ）は、補完的・統合的な医療介入の研究を行い、真の価値があるかどうかを判断するという目的のもと、１９９９年にアメリカ国立衛生研究所によって創設された組織だ。ＮＣＣＩＨは瞑想を、「平穏と身体のリラクゼーションを高め、心理的バランスを改善し、病気に対処し、全体的な健康と幸福を高める目的で、長年用いられてきた心身療法」と定義する。

瞑想にはいろいろな種類のものがあるが、ＮＣＣＩＨによると、そのほとんどに以下の４つの要素が共通しているという。

1. できるだけ邪魔の入らない静かな場所で行う
2. 特定のくつろげる姿勢、たいていは座位で行う
3. 言葉や呼吸、物体などに集中する
4. 自然体で、雑念が浮かんでは消えるままに任せる

瞑想は身体、呼吸、知性、精神が統合される、短いがこの上なく美しい時間である。

この境地に達するために一般に用いられる方法は、**マントラ瞑想**（言葉やフレーズを頭

の中で繰り返す)、**リラクゼーション反応**(心を鎮め、平穏な状態を保つ)、**マインドフルネス**(主に呼吸に集中することによって自分の思考と周囲に注意を向けるという、禅の考え方)、**ヨガなど**(呼吸法と身体運動を含む)の4種類に大別でき、それぞれにバリエーションがある。

■ストレスを軽減し「血圧」を下げる

瞑想は誰でも手軽にできる。ごく簡単に習得でき、コストもかからず、都合のよい時間にどんな環境でも実行できる。その効果はすぐに現れるものから、長期的に現れるものまで、さまざまだ。

ストレスは非常に深刻な疾患や症状の引き金になることがあるが、**ストレスを軽減し血圧を下げる効果が瞑想にある**ことは、広く知られている。

瞑想はこの効果のおかげで、**心臓疾患を予防し、不安やうつ、怒り、敵意を和らげ、不眠を解消する有効な手段になる**のだ。また過敏性腸症候群から依存症までのさまざまな疾患や症状に苦しむ人たちの助けにもなることが、研究によって示されている。

しかしながらこうした効果を裏づけるエビデンスは、いくつかの理由から解釈が難しいように思われてきた。アリゾナ大学統合健康学教授チャールズ・レゾン博士も指摘する。
「この分野の大きな懸念に、研究者の多くが自ら瞑想を実践していて、瞑想には強力な効果があるという先入観をもっていることが挙げられます。自分たちがすでに知っていることを証明しようとする傾向が見られるのです」

そのかわりに、長年、逸話的証拠が瞑想の効果を裏づける「根拠」となってきた。たとえば名優にして名監督のクリント・イーストウッドの証言がそうだ。「私は超越瞑想の熱心な支持者だ。もう40年も実践しているが、どんな人にも役立つツールだと確信している。ストレスを解消するためのツールとして活用すべきだね。ストレスはどんな仕事にもつきものだ。そうでなければ、私だってこんなに長く、人生の半分も瞑想していないよ」

私自身、幸運にも講演のために全米、全世界を飛び回り、何冊か本を書き、賞ももらっているが、**仕事や人生がこれほど充実しているのは、過去35年間、1日2回の瞑想を欠かさず実践してきたおかげ**だと思っている。

このような瞑想の効果に関する逸話は大量にある。典型的な逸話として、デトロイトに本社のある化学薬品会社H・A・モンゴメリーの元オーナー社長、バック・モンゴメリーの経験を紹介しよう。彼は1980年代に、社内に活気を取り戻す取り組みの一環として、従業員に超越瞑想を教えた。

「何もかもを新しい観点からとらえ直す必要がありました」と彼はのちに説明している。「会社の勢いを取り戻し、収益を再び拡大基調に乗せるには、新しい姿勢、新しい考え方、新しいエネルギーが必要だったのです」

従業員は**毎日勤務時間の20分以上を瞑想に費やすことを奨励された**。その結果、すばらしい成果が上がったと、モンゴメリーはいう。

「生産性が劇的に向上しました。……長期欠勤、病欠、負傷も劇的に減りました。研究部門の創造性が高まり、売上は2年間で120％、利益率は520％になりました」

■「脳が変化する」というエビデンス

こんなふうに、瞑想のおかげで人生や企業業績が上向いたという逸話には事欠かなかったが、それを証明するのはとても難しかった。そのため、瞑想はただの自己催眠だ、いや一過性の流行にすぎない、などと批評家に片づけられてきた。

さいわい最近の技術進歩により、瞑想に対する反応を脳画像技術を用いて記録することで、**瞑想によって脳内に解剖学的、機能的変化が生じるというエビデンス**が得られるようになった。また認知能力や、共感力などの感情に関わる変化の大きさに関しても、研究が進んでいる。

著名な神経科学者で、ウィスコンシン大学マディソン校心理学精神医学教授のリチャード・デイビッドソン博士は、ワイスマン・センターの「健全な心のための研究所」所長も務めている。

彼はｆＭＲＩ（機能的磁気共鳴画像診断装置）と脳波記録（脳内の電気的活動を計測する技術）を用いて、人が瞑想を行うとき脳内で何が起こっているのかを調べる画期的研究を行った。

瞑想歴の長い６人の修行僧がニュートラルな状態から瞑想状態に移行するとき、脳内で何が起こるかを観察したところ、**脳内の（知覚や認知機能をつかさどる）ガンマ帯域で、同期化された高振幅の振動が長時間にわたって持続した。**

瞑想状態に移行する際の反応が急激で大きかったことから、「精神活動が直接的に変化した」とデイビッドソンは報告している。対照群にはこうした反応は見られなかったため、瞑想が非常に特殊な脳活動を促すことが証明された。

２０００年に、マサチューセッツ総合病院精神医学部門およびハーバードメディカルスクールに所属するサラ・ラザー博士の率いる研究チームが、次のステップとしてｆＭＲＩを使って「単純な形式の瞑想中に、脳内のどの部位が活性化するかを特定、解明する」ための研究を行い、脳内の複数の部位で「信号の有意な増加を観察」した。

そして最も重要なことに、「この結果から、**集中と自律神経系の制御をつかさどる神経構造が、瞑想によって活性化される**ことを確認した」

いいかえれば、瞑想が脳に変化を起こすというエビデンスを提供することが可能になったのだ。そこで次の疑問が生じた。「この変化はいったい何を意味するのか？　瞑想にはどんなよい効果があるのか？」

■長寿のカギ「テロメア」にも好影響があった

定期的な瞑想がもたらす生理学的作用に重要な効果が実際にあることが、ほかの画期的研究によって示されている。

精神神経内分泌学の専門誌『サイコニューロエンドクリノロジー』で2011年に報告されたところによると、カリフォルニア大学デイビス校の研究チームが、60人を対象に3か月間の集中的な瞑想プログラムを行った。これを「シャマサ・プロジェクト」と名づけ、ほかの科学者にも参加を呼びかけて、**瞑想をする人の反応を多面的に調べた。**

参加した研究者のひとり、カリフォルニア大学サンフランシスコ校の心理学者エリッサ・エペルは、エリザベス・ブラックバーン教授と共同研究を行っていた。ブラックバーンはテロメアに関する先駆的研究により、キャロル・グライダーとジャック・ショスタクとともに2009年のノーベル生理学・医学賞を受賞した人物である。

テロメアとは、靴紐《くつひも》の先端についているプラスチックのパイプのように、染色体の末端を保護するキャップのようなものだ。細胞分裂のたびに少しずつ短くなり、一定の長さ以下になると分裂を停止して「細胞老化」という状態になる。

テロメア短縮とテロメラーゼ*活性低下は、心臓疾患、糖尿病、肥満、変性疾患、そして寿命の短期化といった重篤な疾患や症状のリスク上昇と関連している。

研究者の報告した成果は驚くべきものだった。瞑想をする人は**テロメラーゼ活性が「有意に高かった」**のだ。「自己統制感の高まりとネガティブな感情の減少が、テロメアの長さと免疫細胞の寿命に影響をおよぼすテロメラーゼ活性の上昇に寄与したことを、データは示している」と結論づけられた。

2004年、エペル博士とブラックバーン博士はほかの研究者とともに、ストレスがテロメアの活動と長さに与える影響を実証する研究を行った。この研究の対象は59人の母親

*テロメラーゼ：テロメアを安定化させ、その長さを保つ働きのある酵素。

で、うち約半数が病気の子どもを介護する母親、残りが健康な子どもをもつ母親だった。

長期のストレスがテロメアの長さに影響するという仮説は正しかった。

「介護群では、介護年数が長いほどテロメアは短く、テロメラーゼ活性が低かった」。そして「とくに強いストレスを感じていた女性たちは、ストレスがとくに少なかった女性たちに比べて、**テロメアの長さが年数にして平均10年分も短かった**」と結論づけられた。

テロメアの短さは、加齢に伴うさまざまな病気とのあいだに関連性が認められている。したがって、ストレスを減らすことが、健康を大きく増進させるのは明らかだ。

「IQ」のスコアが有意に上昇

さまざまな形態の瞑想にストレスを軽減させる効果があるようだ。

代替医療の専門誌『オルタネット・セラピーズ・イン・ヘルス・アンド・メディシン』に掲載された２０１２年の研究は、名門全インド医科大学で1か月にわたって行われた小規模な研究だ。

参加者34人にストレスを誘発するような経験をさせてから、電気皮膚反応と心拍数、唾液コルチゾール（ストレスにさらされた人が放出するホルモン）の値を測定した結果、「**瞑想**

により、**参加者のIQと認知機能のスコアが有意に上昇する一方で、ストレスレベルは低下した**」としている。瞑想がストレス状況下での身体のコルチゾール放出を減らすことは、ほかの複数の研究でも確認されている。

前述の「シャマサ・プロジェクト」の別部門は、瞑想が血中コルチゾール濃度に与える影響を調べた。結果は健康心理学の専門誌『ヘルス・サイコロジー』に2013年に掲載され、「安静時コルチゾール値とマインドフルネス測定尺度のスコアとのあいだに直接的な関係があることを示したのは、本研究が初めてである」と、研究者のトニー・ジェイコブズは述べている。「直接の感覚経験と当面のタスクに多くの認知資源*を集中させたと報告した参加者ほど、安静時コルチゾール値が低かった」。いいかえると、**マインドフルネスの状態にあればあるほど、経験したストレスは少なかった**。

継続的な瞑想が長期的な健康を促すのは、このようにストレスを減らす効果があるからかもしれない。「ストレスは、現代の主な死因のすべてと関係があることがわかっています。ストレスや気分が関係しない病気など考えられません」と、前出のレゾン博士もいっている。

＊認知資源：脳が活動のために必要とする資源（注意力、集中力、自制心など）。

「血圧」の低下とのあいだに関連性が見られた

心臓発作が最も起こりやすいのが月曜の朝だということをご存じだろうか?

このことは、先進国のライフスタイルの悲しい実態を物語っている。

多くの人が仕事に不満をもっている。不満とストレスに満ちた1週間が始まる月曜の朝、怒りを感じながら会社に向かう人も多いのだ。

アメリカ心臓協会の雑誌『サーキュレーション』に2009年に掲載された研究は、アフリカ系アメリカ人の心臓疾患患者201人を2つの群に分け、一方の群には超越瞑想を指導し、もう一方の対照群には健康指導を行った。

5年の追跡期間後、研究者は次のように報告している。「超越瞑想群のストレス低下は、心臓疾患リスクの高いアフリカ系アメリカ人の集団における**全死因死亡率および心筋梗塞と脳卒中リスクの43%の低下と関連していた**」

これほど劇的にリスクが低下した理由は特定されなかったが、データから見ると、瞑想をした参加者の血圧は低かった。

血圧は多くの症状の危険因子と見なされ、高血圧は「サイレントキラー」と呼ばれる。

アメリカ人の6000万人以上が危険な高血圧を発症するリスクがあり、年間推定2万5000人が高血圧性疾患で死亡する。高血圧は多くの臓器、とくに心臓、冠動脈、腎臓、肺にひどいダメージを与えるのだ。

高血圧の専門誌『アメリカン・ジャーナル・オブ・ハイパーテンション』に掲載された、ケンタッキー大学の研究者による2009年のメタアナリシスは、「超越瞑想を主な介入手段とし、血圧変化を主要／副次評価項目として評価した、9件のランダム化比較試験を検証した」。

これらの試験は367人の瞑想者と344人の対照群を含み、8週から52週にわたって実施された。研究者は次のように結論づけている。

「超越瞑想と、最高血圧と最低血圧の有意な低下（それぞれ最大で5ミリHgと3ミリHgの低下）とのあいだに関連性が見られた。**これほどの下げ幅が持続すれば、心血管疾患リスクを有意に低下させせられる**だろう」

■「心理的苦痛」が改善する

マハリシ経営大学（超越瞑想をプログラムに取り入れている）とアメリカン大学によって

行われた2009年の研究は、アメリカ国立衛生研究所の一機関である国立補完統合衛生センター（NCCIH）から一部資金提供を受け、アメリカン大学を含むワシントンDCの複数の大学の学生298人を対象に行われた、ランダム化比較試験である。

参加者を超越瞑想を指導する群と対照群に分け、また血圧測定値と体重、家族歴をもとに高血圧のリスクが高いと判断した159人からなる下位群を設け、分析を行った。『アメリカン・ジャーナル・オブ・ハイパーテンション』に掲載された、この3か月にわたる調査では、全体として血圧は瞑想群で低下し、対照群で上昇したが、その差は有意ではなかった。

だがおそらく最も重要なことに、高リスク群では血圧に有意差が認められた。またすべての瞑想者に、対照群に比べて、**全般的な心理的苦痛、不安、うつ、怒りや敵意、対処能力において有意な改善が見られた**。

ケース・ウェスタン・リザーブ大学で行われた2014年のNCCIHの盲検試験は、高血圧前症や高血圧の薬物療法を受けていない参加者100人を2つの群に分け、一方の群にはマインドフルネスに基づくストレス低減法と対処法を指導し、対照群には漸進的筋《ぜんしんてききん》弛緩法《しかんほう》を指導し、その後8週にわたって週6日実践してもらった。

精神分野の専門誌『サイコソマティック・メディシン』にその結果が報告されている。

「（マインドフルネス・ストレス低減法は、血圧に関する）**主要評価項目の大幅かつ統計的に有意な低下をもたらした**」

論文著者のリチャード・ジョゼフソン博士はこう述べている。「この手法は血圧コントロール不良患者にとっての補助療法になり得る。また血圧レベルを最適化するための唯一の手段である、薬物療法の必要性を減らせるかもしれない」

■「抗うつ薬」と同等の効果があり、副作用はない

瞑想の支持者は、瞑想をすると気分がよくなり、しあわせな気持ちになると主張する。「気分がよくなる」といういい方は厳密さに欠けるため、これを立証するのはとても難しい。だが不安やうつをはじめ、さまざまな精神状態に瞑想がおよぼす影響を検証していけば、不確かな主張に何らかの裏づけを与えられるようになる。

ジョンズ・ホプキンス大学の研究者によって行われた史上最大規模の研究で、３５１５人を対象とした47件の治験のメタアナリシスが、２０１４年に『ＪＡＭＡ』に掲載された。

この研究の目的は、「多様な成人患者のストレス関連指標（不安、うつ、ストレスや苦

悩、ポジティブな気分、精神衛生関連のＱＯＬ、注意力、薬物使用、食生活、睡眠、苦痛、体重）の改善に、瞑想プログラムが有効かどうかを判断すること」である。

結果はまちまちだった。結論として、「マインドフルネス瞑想プログラムは不安（8週間後および3～6か月後）、うつ（8週間後および3～6か月後）、苦痛の軽減に関して有効だという、限定的なエビデンスが得られた」とする一方で、一部の調査では判断を下せるほどの十分なエビデンスが得られなかったと指摘している。

瞑想のうつ改善効果に関するこれらの統計的エビデンスは、よくいっても限定的だが、それでもシンプルな瞑想の手法に、**不安やうつ、苦痛の軽減に対し、一般的な抗うつ薬とまったく同等の効果がある**ことは示されている。

経済誌『フォーブス』もこう結論づけている。

「成功率が低いことで知られるうつ病の治療に関していえば、**この研究で示された瞑想の効果はかなりめざましいといえる**」

また、研究リーダーのマドハブ・ゴヤール博士が指摘する通り、副作用のおそれのある薬物に比べれば、「瞑想には既知の有害な影響がないことがわかっており、副作用もない。すでに受けている治療と並行して行うこともできる」。

■マインドフルネスで「脳の灰白質」の密度が上がった

ボストン大学の研究者によって行われ、臨床心理学の専門誌『ジャーナル・オブ・コンサルティング・アンド・クリニカル・サイコロジー』に掲載された2010年の研究は、マインドフルネス療法を受けた1000人以上の参加者を対象とした39件の研究のメタアナリシスである。

この研究が前提としたのは、いまこの瞬間に集中するというマインドフルネスの手法を用いれば、情緒不安定や不安の原因となる、過去への後悔や将来への不安を消し去ることができるのではないかという考えだ。

結果、マインドフルネス療法では、瞑想の直後にうつと不安が有意に低下する場合があり、しかもそうした効果は数か月間持続したと結論づけられた。

アイルランドのジャーナリスト、バリー・イーガンは、「瞑想のおかげで、気むずかし屋のゲス野郎にならずにすんでいるよ」という。まあ、ここまで表現豊かにいわなくとも、気分がよくなるから生活に瞑想を取り入れている人は多い。

最近では**「よい気分」を統計モデルで表現しようとする試み**があり、興味深い実験が行われている。

マサチューセッツ総合病院で行われ、精神医学の専門誌『サイカイアトリー・リサーチ：ニューロイメージング』に2011年に掲載された、サラ・ラザー博士らによる脳画像研究は、「よい気分」に身体的根拠があることを示した。

「瞑想をすると認知面や心理面によい影響が得られ、その効果は一日中持続することを、かねてから実践者は指摘していた」とラザーは説明する。「この研究は、**そうした効果の根底に、脳構造の変化があるかもしれない**こと、また、たんにくつろいだ時間を過ごしたから気分がよくなるのではないことを明らかにした」

16人の参加者は8週間のマインドフルネス・ストレス低減プログラムを受け、プログラムの前後2週間にMRIで脳の構造を撮影された。

そして、「MRI画像を解析した結果……**学習や記憶に関わる部位である海馬と、自己認識や共感、内省にかかわる構造において、灰白質密度の増加が認められた**。また参加者の報告したストレス低減は、不安とストレスと関わりの深い扁桃体における灰白質密度の減少と相関していた」。

論文著者のブリッタ・ヘルツェル博士は「瞑想を実践することで……自らの働きかけによって脳に変化を起こし、健康とQOLを高めることができるのは、すばらしいことだ」

と述べている。

「不安」「ストレス」「慢性痛」「不眠」を軽減する

このような瞑想のストレス低減効果は、重病に苦しむ人たちの大きな助けになることがわかっている。疾患予防や症状軽減の効果に関するさまざまな研究のほか、**瞑想が疾患管理の重要な手段になり得る**ことを示す証拠もある。

カナダ・アルバータのベイカーがんセンターで行われ、心身医療の専門誌『サイコソマティック・メディスン』に掲載された2000年のランダム化比較試験は、さまざまな段階のがん患者91人を介入群と対照群に分け、介入群にはマインドフルネスを指導して7週にわたり定期的に瞑想してもらった。

結果はめざましいものだった。

「介入群の患者は対照群の患者に比べて、総合感情障害指標（TMD）と、その下位尺度である**うつ、怒り、不安、混乱のスコアが有意に低かった**。また介入群はストレス症状が全般的に少なく、心肺症状と消化器症状が少なく、情緒不安定とうつ、認知障害が軽く、ストレスの習慣的パターンが少なかった。総合的指標であるTMDは65％低下し、ストレス症状は31％減少した」

また当初の調査期間が終了した時点で、対照群の患者にも同じ瞑想法を教え、実践してもらったところ、患者は同じ反応を報告した。

論文著者のリンダ・カールソン博士はこう述べている。

「がんと診断されたとき、患者は孤独を感じ、不安でどうしてよいかわからなかった。マインドフルネス・ストレス低減法を実践すると、病気と向き合う際の孤立感が薄れた。**自分自身をコントロールするための具体的な方法がわかり、新しい目で世界をとらえられるようになった**。その結果ストレス症状が薄れ、情緒不安が治まった」

アメリカがん協会は、これを含むいくつかの研究をふまえ、「瞑想ががんやその他の疾患の治療に有効であることは、入手できる科学的エビデンスからは説明できないが、がん患者のＱＯＬ向上に貢献できる可能性はある」と指摘した。

また、「**不安とストレス、血圧、慢性痛、不眠を軽減する効果が瞑想にある**ことは研究で示されており、「瞑想のプラス効果がいかなるマイナス効果をも上回ることを、ほとんどの専門家が認めている」としている。

■「過敏性腸症候群」の重症度が低下した

ストレスで悪化することで知られるもうひとつの疾患に、過敏性腸症候群がある。これは下部消化器官（小腸と大腸）の慢性的不調で、腹痛やガス過多、下痢、便秘などの症状を伴い、これといった治療法がない。

消化器分野の専門誌『アメリカン・ジャーナル・オブ・ガストロエンテロロジー』で2011年に報告された通り、ノースカロライナ大学医学部の研究者は、瞑想のストレス低減法を患者に教えることによって、この疾患の症状を軽減できるのではないかと考えた。女性患者75人を介入群と対照群にランダムに振り分け、介入群にはマインドフルネス瞑想法を教え、対照群には従来の対処法を指導したところ、めざましい成果が得られた。

8週間の施行直後、介入群の女性は症状の重症度が26・4%低下したのに対し、対照群は6・2%の低下にとどまった。またさらにめざましいことに、3か月後に介入群の女性が38・2%の低下を報告したが、対照群は11・8%の低下に過ぎなかった。

研究者は結論として、「**マインドフルネス・トレーニングは過敏性腸症候群に多大な治療効果があり、健康関連のＱＯＬを高め、ストレスを軽減する**」と述べている。

カルガリー大学で行われ、行動医学分野の専門誌『インターナショナル・ジャーナル・オブ・ビヘイビオラル・メディシン』に掲載された、90人を対象とする2013年の同様のランダム化比較試験では、「マインドフルネス・ストレス低減法のトレーニングを受けた過敏性腸症候群の患者は、臨床上有意な改善を示し、**症状の重症度が『つねにある』から『たまにある』にまで低下した。**……6か月後の追跡調査でも、マインドフルネス群は対照群に比べ、臨床上有意な改善がよく保たれていた」。

■「たばこ」を吸う数が60％減少

前出の脳画像論文を書いたヘルツェル博士は、「瞑想にはさまざまな症状を大幅に改善する効果があることが……複数の研究によって示されている」と指摘する。

特定の疾患や行動を抑制する効果については、質の高い研究があまり行われていないものの、実施された研究からは、さまざまな症状（やめられない習慣や依存症を含む）に関して興味深いがむらのある結果が上がっている。

かつてマーク・トウェインは、「禁煙ほど簡単なものはない」と豪語した。かれこれもう7、8回もやっているのだから、と。

現実には、喫煙はやめるのがとても難しい習慣だが、**瞑想が禁煙の助けになることを、多くの研究結果が示している。**

オレゴン大学で行われ、科学誌『プロシーディングズ・オブ・ザ・ナショナル・アカデミー・オブ・サイエンシズ』の電子版に掲載された、２０１３年の小規模な研究は、１日平均10本のたばこを吸う27人の喫煙者を対象とした。

参加者には実際の目的を知らせずに、瞑想がストレスとパフォーマンスにおよぼす影響を調べるのだと説明した。参加者のうち15人にマインドフルネスと瞑想の方法を指導したところ、**瞑想群は2週間後に喫煙本数が60％減った**のに対し、対照群の行動は変わらなかった。また1か月以上あとに、瞑想群のうちの5人が、減煙が続いていると報告した。

テキサス工科大学の研究者で、論文の共同著者であるイー・ユアン・タンは、「マインドフルネス瞑想は**自己コントロールを促し、集中力を高め、自分の内面や外面で起こっていることを受け入れやすくする**ことが示されているため、瞑想は依存症の症状に対処するうえで助けになるものと考えられる」と述べている。

イエール大学医学部精神科による２０１１年の研究は、アメリカ肺胸部学会の開発した「喫煙習慣からの解放（ＦＦＳ）プログラム」と瞑想の効果を比較するために、88人の喫煙者を瞑想群とＦＦＳ群にランダムに分けて、週2回、４週にわたって指導した。

薬物・アルコール依存の専門誌『ドラッグ・アンド・アルコール・ディペンデンス』で報告されている通り、期間終了時に「マインドフルネスのトレーニングを受けた群は、FFS群に比べて、**試験期間中の喫煙本数の減少率が大きく、追跡期間中もその減少幅を維持した**」。

実際、試験終了から17週間後の再調査では、瞑想群の31％が禁煙または減煙していたが、FFS群ではわずか6％だった。約3人に1人、というと大したことはないように思うかもしれないが、禁煙プログラムにしてはとても高い成功率である。

■「体に染みついた習慣」を変える

瞑想が禁煙や行動変容に有効だということが実証された手段である、というのは、厳密には正しくない。信頼できる研究者が瞑想の効果の解明にようやく本格的に乗り出したとはいえ、現時点で確実にいえるのは、相当数の人々が、特定の種類の瞑想を行うことによって、望ましくない行動を改めやすくなるように思われる、ということだけだ。

オレゴン健康科学大学神経学部は2013年に、瞑想が禁煙に有効かどうかを調査した過去の研究のうち、一定の基準を満たすものだけを厳選してメタアナリシスを行った。

結果は『ドラッグ・アンド・アルコール・ディペンデンス』で報告されている通り、心身療法が禁煙に有効かどうかを調べた臨床試験のうち、基準をクリアしたものはわずか14件で、それらの試験は「**ヨガおよび瞑想に基づく療法が禁煙に有効である可能性を裏づけている**」。ただし、さらなる研究を行う必要があると、研究者は指摘している。

このような結果はたしかに興味深いが、体に染みついた習慣を変えるうえで、神経学的プロセスがどのような影響をおよぼすかを測定するのが困難なことに変わりはない。

ウィスコンシン大学で行われ、依存症分野の専門誌『ジャーナル・オブ・アディクション・メディシン』に掲載されたごく小規模な2008年の研究は、集中的な外来指導を受けたアルコール依存症の成人15人を対象とした調査である。

参加者の約半数が禁酒を継続することができ、瞑想を「**とても重要**」で「**有効な再発予防手段**」と評し、「今後も瞑想を続ける可能性が高い」と答えた。また参加者は瞑想系トレーニングの「最も重要な側面」として、「ストレスを軽減するスキル」や「飲酒渇望を克服するスキル」を習得できることと「集団的サポート」に利用できることを挙げた。

■「集中力」「記憶力」のスコアが向上

瞑想は、疾患や症状を抑制するだけでなく、「集中力」「対人関係」「楽観主義」といった、数字には表れにくい生活のさまざまな側面にも影響をおよぼすようだ。

瞑想が学校や職場にとっても有益だということを示す研究もある。

典型的な研究の一例として、カリフォルニア大学サンタバーバラ校の研究者によって行われ、心理学分野の専門誌『サイコロジカル・サイエンス』に２０１３年に掲載されたものがある。

この研究は大学生24人をランダムに２つの群に分け、一方の群には集中力を高めるマインドフルネス瞑想講座を、対照群には栄養講座を実施し、どちらの講座も30分ずつで週4回、２週にわたって行った。

また参加者には受講前と受講完了後に、大学院進学適性試験（ＧＲＥ）と集中力と記憶力のテストを受けてもらった。

受講後、**瞑想群のＧＲＥ言語能力テストの平均点は受講前の４６０点から５２０点に上昇**し、集中力と記憶力のテストもスコアが改善したが、栄養群には何の改善も見られなかった。論文の筆頭著者マイケル・ムラゼクは、スコアの上昇は集中力の向上によるものとして、こう述べている。

「最も驚くべきは、これほどはっきりした結果が出たことだ。……この研究は、マインドフルネスがマインドワンダリング（思考のさまよい）を抑えるという、最も包括的にして確固たる証明であり、**マインドフルネスがワーキングメモリ（作業記憶）と読解力を向上させるという、最も明瞭な証明**であり、またこれらすべてを総合して、マインドワンダリングの抑制を通して成績を向上させることを示した初めての研究である」

■「タスク」に取り組める時間が長くなった

こうした効果は、職場にも同じくらい当てはまるように思われる。ワシントン大学がマッカーサー基金とアメリカ国立科学財団に資金提供を受けて行った2012年の研究は、**瞑想が職場でのマルチタスクに役立つかどうか**を調べた。

女性の人事管理職45人を、8週間のマインドフルネス瞑想トレーニングを行うA群、対照群でトレーニングのないB群、身体のリラクゼーション法のトレーニングを行うC群の3つの群に分けた。

調査開始時に基準を確立する目的で、全参加者に一般的な事務作業（ワープロ入力、メール送信、予定表作成、テキストメッセージなど）をしてもらいながら、マルチタスクのさまざまな側面（スピード、正確さなど）を調べるためのテストを行い、「全体的な時間」「タスクの数」「それぞれのタスクに要した時間」を検証した。

トレーニング終了後に再びテストを実施した結果、「A群はトレーニング前に比べてタスクに取り組む時間が長くなり、**一つひとつのタスクにより集中して取り組み、また（C群と同様）タスクに関する記憶が向上した**」と報告した。

そして「瞑想トレーニングは、コンピュータを扱う知識労働者のマルチタスクにポジティブな変化をもたらすかもしれない」と結論づけている。

■朝昼の静寂の時間で「成績」が上がった

子どもや若者も瞑想を学び、役立てることはできるでしょうか、という質問をよく受ける。若い人たちも学校や友だちづきあい、そして家庭で、当然ストレスを感じている。ストレスを抱える子どもはうつや不安になりやすく、習慣性の薬物を利用する傾向が高い。

瞑想は簡単で労力もいらず、集中する必要もない。

じっとすわっていなくてもできる。最近の推計では、世界で15万人の子どもが超越瞑想を学んだという。10歳児でもこの手法を身につけ、1日2回、10分ずつ実践することができる。私の知るお子さんの多くは、きょうだいや親と一緒に瞑想している。

瞑想が集団全体の行動を変えた最も劇的な例のひとつに、サンフランシスコのビジテーションバレー中学校の物語がある。

2007年当時、この学校はひどく荒れていた。市内の最貧地区にあり、生徒の約9割が恵まれない家庭の子どもで、約4割が英語の補習授業を必要としていた。規律はないも同然だった。出席率は低く、中退率と停学率は高く、けんかが絶えなかった。

だがこの年、学校は「静寂の時間」と名づけられたプログラムを導入する。**朝昼の15分ずつ、全校生徒と教師が静かにすわるか、瞑想をする時間を設けた**のだ。

校長のジェームズ・ダーキーは語っている。

「生徒をリラックスさせる方法を探していました。PTSD（心的外傷後ストレス障害）の症状を示す生徒がいましたし、不登校やけんかが絶えず、カッとなる生徒が多かったのです。授業にも集中できませんでした」

成果はめざましかった。プログラム開始後、**不登校は65%、停学は50%減少し、学校全**

体のGPA（成績評価点平均）は0・5点も上昇したのだ。**4・0点満点**

8年生（中学2年生）の生徒はこう語っている。「怒りが消えるんです。脳は水がたっぷり入った湖みたいで、瞑想すると水門が開いて水がザーッと出て行く感じがする」

ダーキーは断言する。「効果は上がっています。子どもたちに養分を与え、生きていくうえでとても役に立つツールを与えているのです。命を救っているといっていいでしょう」

この結果を見て、ほかの学校も同様のプログラムを導入し始めている。同じ学区のバートン高校は、停学者が75％減少し、学業成績が向上した。

4800キロほど離れた小規模なニューヘイブン高校は、超越瞑想のプログラムを日課にし、やはり劇的な効果を上げている。

「信じられません」と、数学教師のダイアナ・グレゴリーはいう。「**生徒の気質ががらっと変わりました**。彼らは学校に関心をもち、満足しています。……反抗的な態度が消えました」。ある生徒は代数の成績がF（落第）からAに上がったが、「変わったことといえば、超越瞑想を始めたことだけ」だそうだ。

どうしようもなく「しあわせ」になる

静寂の時間プログラムの多くは、映画監督デビッド・リンチの財団の支援を得て行われている。「学業成績を高め、ストレスと暴力を軽減するための手段として、生徒に超越瞑想を教える」という目的で設立された財団である。

これまで15万人の生徒に超越瞑想を指導した結果、高校の卒業率が15%上昇し、大学その他の教育機関への合格率が18%上昇し、**GPAやテストの得点が平均で10%以上改善したほか、**うつや暴力、薬物依存、停学などの問題もよい方向に向かっていると、財団は報告する。

デビッド・リンチは著書『大きな魚をつかまえよう』（四月社）のなかで、初めて超越瞑想を経験したときのことを、エレベーターのワイヤーが突然切れて、至福のなかに飛び込んでいくようだったと表現している。

「初めて瞑想したとき、このうえない喜びを感じ、幸福感が押し寄せてきた。『そうだ、これだ』と思った。まさに待ち望んでいたことだった。それからすべてがどんどんよくなっていった。何をやっても前よりずっと楽しく、ずっとうれしくなった。怒りを抑える必要もない――怒り自体が消えたのだから。この超越感を体得しても、自分では怒りがなくなったことに気づかない。最初に気づくのは周りの人たちだ。ただただ自然なことに思える。**どうしようもなくしあわせで、ますますしあわせになっていく**」

私自身が経験したことも、これととてもよく似ている。初めて超越瞑想を学んだころ、交差点で信号待ちをしていると、周りのドライバーがみなほほえみかけてきた。なぜだろうと思ったが、そのうち気がついた。自分があまりにもしあわせで、満面に笑みを浮かべていたせいなのだ。周りの人たちは、ただ私の至福に反応していただけだった。

■あなたが瞑想を始めるべき「科学的」理由

アップルやグーグルなどの大手をはじめ多くの企業が、従業員に瞑想を教え、仕事のストレスを発散するための時間と静かな場所を提供している。たとえばゼネラル・ミルズは、マインドフルネス瞑想を企業文化に取り入れている。保険大手のエトナも同様で、その結果、医療費負担額が7%減ったと、CEOはいう。

瞑想の支持者から最もよく聞かれる声は、瞑想をすると気分がいいということだろう。瞑想をすると全体的な充実感と幸福感が高まる。ABCニュースも2011年に報じている。

「瞑想をする人は幸福感が高まり、ストレスが減り、そのうえ人に優しくなるという研究結果がある」

この報道で引用されたエモリー大学教授チャールズ・レゾンの研究は、参加者の半数に瞑想を指導し、残りの対照群と比較した結果、瞑想をする人は「**他人を思いやる気持ちが大きかった**」と報告している。「彼らは人と過ごす時間がより長く、笑うことが多かった。『私』より『私たち』という言葉を多く使った」

心理学の専門誌『サイコロジー・トゥデイ』は、2013年の記事「**瞑想を始めるべき20の科学的理由**」のなかで、瞑想すると毎日の生活が向上する科学的理由を列挙して、瞑想を強く勧めている。研究に裏づけられた理由のいくつかを紹介すると、以下のようなものがある。

- ポジティブな感情を促し、うつや不安、ストレスを抑えるため、幸福感が高まる
- 共感力を育み、孤独感を和らげ、人とのつながりを深めるため、社会的生活が充実する
- 自己コントロールが高まる
- 生産性が上がる

・脳の働きがよくなる

■1回「20分程度」が推奨されている

人々を瞑想から遠ざけている誤解はいろいろあるが、その最たるものは、瞑想が宗教である、または宗教の一部である、宗教と関係がある、というものだろう。

瞑想は宗教とは何の関係もない。もちろん瞑想的な思索の時間をとる宗教はあるが、瞑想はそれ自体独立した行為であって、どんな宗教ともつながりはない。

瞑想と聞くと祈りを連想する人もいる。たしかに祈りを通じて瞑想状態に達し、心と体が休まることはあるかもしれないが、このふたつはまったく異なるものだ。

知り合いのカトリックの司祭とユダヤ教のラビは、どちらも長年、瞑想を実践しているおかげで、自らの宗教をより明確に、より深く理解できるようになったといっている。もちろん、不可知論者や無神論者にも瞑想を実践する人がいる。

そのほか、瞑想とは厳粛に座禅を組み、どこか決まった静かな場所で長時間過ごすことだと思い込んでいる人も多い。

だが、まったくそうではない。**ほとんどの種類の瞑想は、1回あたりの時間を20分程度にとどめるよう推奨しているし、**静かな場所で行うのは望ましいが、必須ではない。

心地よくすわっていられればどんな姿勢でもいいし、ほとんどどんな場所でもできる。ニューヨークの地下鉄で通勤中に瞑想する人もいる。瞑想は毎日の生活の妨《さまた》げになるものではないし、義務感に駆られてやるようなものでもない。

瞑想は難しすぎるとか、お金がかかりすぎるという人もいるが、どちらもまちがっている。瞑想は本やネットで独習することもできる。とはいえ、本物の教師から学ぶのがいちばんだが。

そして最後に、健康や生活の向上に役立つといわれる多くのものとちがって、**瞑想には負の側面が一切ない**。考えうるマイナスの影響は最悪でも、何も変わらないこと、つまりよい影響がないことだ。

だがほとんどの人は、何らかの効果を感じているという。私もそのひとりだ。**瞑想は、過去30年間に私の行ったことのなかで最良のことだ**。

これまで人生のいろいろな場面で成功できたのは、瞑想を欠かさず行ってきたおかげが大きい。そうした個人的経験の生理学的根拠について科学が証明できるようになってきたのは、つい最近のことだ。

瞑想を初めて学んだころは、そのような効果は広く知られていなかった。だが多くの優れた研究を通して、**瞑想が生活の隅々にまでよい影響をおよぼすことが明らかになっている。**

毎朝の20〜30分と、たいていの夜の15分の瞑想の時間を、私はとても大切にしている。瞑想で得られる安らぎや幸福感はもちろんうれしいが、私を含む多くの人が瞑想をしている主な理由は、毎日のあらゆる行動によい影響があるからだ。

最後に古い格言をひとつ。「1日1度は瞑想しよう。そんな時間はないという人は、1日2度は瞑想しよう」

Pick up

研究結果より

「瞑想」でストレスと病気から解放される

・**集中と自律神経系の制御をつかさどる脳の神経構造**が、瞑想によって活性化される。

・瞑想による自己統制感の高まりとネガティブな感情の減少が、テロメアの長さと免疫細胞の寿命に影響をおよぼす**テロメラーゼ活性の上昇に寄与**した。

・瞑想により、ＩＱと認知機能のスコアが有意に上昇する一方で、ストレスレベルが低下した。
・マインドフルネス・ストレス低減プログラムを受けた人は、海馬と、自己認識や共感、内省にかかわる構造において、灰白質密度の増加が認められた。
・不安とストレス、血圧、慢性痛、不眠を軽減する効果が瞑想にあることが研究で示されている。
・喫煙者にマインドフルネスと瞑想の方法を指導したところ、瞑想群は2週間後に喫煙本数が60％減ったのに対し、対照群の行動は変わらなかった。
・瞑想トレーニングをしたところ、タスクに取り組む時間が長くなり、一つひとつのタスクにより集中して取り組み、またタスクに関する記憶が向上した。

LECTURE6

「次点」はこれだ

■「アスピリン」を持ち歩くと命が助かるかもしれない

あまたの科学者や研究者が、人体の果てしなく魅力的な謎を解き明かすために、日夜研究に励んでいる。

なぜビタミンDに健康効果があるのだろう？

いちばん効果が高いのはどんな運動だろう？

ピーナッツとクルミとでは、どちらがいいのか？

……などなど。

この本で勧めた「ビッグファイブ」に真の持続的な健康効果があることはまちがいないが、高い効果が実証されているものごとは、ほかにもたくさんある。

だがあえてこの本に含めなかったのは、文句なしにお勧めできるビッグファイブとはちがって、人によっては取り入れる前に重篤な副作用の可能性を検討する必要があるからだ。たとえばアスピリンや、各種の食事法などがその例だ。

アスピリンは痛みや頭痛の治療薬として長年親しまれてきた。

どんな薬局でも買え、どんな家庭の薬箱にも常備され、多くの人がもち歩いている、軽い炎症や痛みに嘘のように効く薬だ。

だが1989年、事情はがらりと変わる。医学誌『ニューイングランド・ジャーナル・オブ・メディシン』が、あの昔からおなじみの**アスピリンに、男性の最初の心臓発作のリスクを44%も減少させる効果がある**と報告したのだ。

この画期的な医師健康調査は、アスピリンの常用が心血管疾患に与える影響を調べる目的で行われた、男性医師2万2071人を対象としたランダム化・二重盲検・プラセボ対照方式の全国調査である。

あまりにも明確な結論が出たため、調査は予定より何年も早く終了し、アメリカ食品医薬局（FDA）は、心臓発作予防のためにアスピリンの服用を推奨するに至った。

実際、アスピリンに心臓発作と脳卒中の予防効果があるというエビデンスは数多くあり、私も患者さんや友人に「アスピリンをいつも持ち歩くといいですよ」と勧めている。

自宅にはもちろん、車や財布、ブリーフケース、職場にも常備しておこう。すぐ取り出せるようにしておけば、命が助かることがあるかもしれない。

激しい胸の痛みを感じたら、ただちにアスピリンの錠剤を噛み砕いて救急車を呼ぼう。

心臓から来る痛みでなければ深刻な問題にはならないだろうが、心臓に関わる問題なら、アスピリンは血液を薄め、心臓への血流を確保するため、医師の手当てを受けるまでの時間稼ぎになる。

■急に判明した驚くべき「特効薬」のすごさ

アスピリンは、いまも使われ続けている最古の薬かもしれない。古くは紀元前1500年の古代エジプトで、腰痛を和らげるために使われていたようだ。ヒポクラテスは紀元前400年ごろ、柳の皮や葉を抽出した粉に、**頭痛や熱などの一般的な症状を和らげる効果がある**と書いている。

その後化学的に改良が重ねられ、19世紀半ばには口当たりのよいサリチル酸が合成されるようになったが、まだ強い胃腸障害を引き起こす問題があった。

20世紀になろうというころ、ドイツの科学者フェリックス・ホフマンが副作用の少ないアセチルサリチル酸の合成に成功し、これをアスピリン（aspirin）と名づけた。緩和するものという意味の「a」と、サリチル酸の原料であるサリチルアルデヒドを含む植物スピラエア・ウルマリアからとった「spir」、薬につけられることの多い接尾辞「in」を合わせた造語である。

アスピリンは世界で最もよく使われる治療薬のひとつにたちまち上り詰めたが、198

9年まで、アスピリンの秘めた力を知る人はほとんどいなかった。

法律による特許の保護期間は何十年も前に終了しているため、どの企業もアスピリンの特許権をもっていない。製造コストが安いことから、多くの企業がいろいろな商品名で売り出している。だが特許を保護する方法がないため、**アスピリンの効能や危険を調べる研究に投資しようとする企業はなかった。**

1989年の調査の結果が発表されると、この「特効薬」にまだ知られていない効能があるのではないかという期待が研究者のあいだで高まり、過去の研究で収集されたデータの徹底的な検証が始まった。

すると驚くべきことが次々と判明した。まるで、地味で目立たなかった女性が眼鏡を外して髪を下ろすと、目のさめるような美人だった、というようなものだ。

以来、月並みなアスピリンが月並みでない観点から研究され始め、驚くべき発見が相次いだ。アスピリンは、じつは小さな万能薬だった。

「がん」のリスクが25%下がった

最初の心臓発作を予防する以外にも、数々の効果が臨床試験で示されている。たとえばオックスフォード大学の研究によると、中用量（300ミリグラム）アスピリンを5年間常用した人たちは、**その後の10～15年間の結腸がんリスクが74％低下した**。

この強力な関連性は、いくつかの後続研究によって確認されている。

それだけではない。2009年にアメリカ医師会誌『JAMA』で報告された、マサチューセッツ総合病院とハーバードメディカルスクールの研究では、限局性大腸がん[*]と診断された人の死亡率が、服用期間によって3分の1～2分の1低下した。

アスピリンにほかのさまざまながんを予防する効果があることが、ほかの研究によって示されている。

ロズウェルパークがん研究所で行われ、下部生殖管疾患の専門誌『ジャーナル・オブ・ローワー・ジェニタル・トラクト・ディジーズ』に掲載された研究は、子宮頸がんの患者328人と対照群1000人以上を比較し、**アスピリンを5年以上常用した人は子宮頸がんと診断されるリスクが47％低下した**と報告した。

デューク大学の研究者による2015年のメタアナリシスは、PSA（前立腺特異抗原）値の高い男性患者6390人から得たデータを分析し、アスピリンやその他の非ステロイド性抗炎症薬（NSAID）の常用者は、**前立腺がんの発症リスクが13％低下した**ことを示した。そのほか、胃がんや食道がんのリスクを下げるという研究もある。

総括として、最も権威ある医学雑誌のひとつ、イギリスの『ランセット』に掲載された、オックスフォード大学の研究者による2012年の研究を紹介しよう。

この研究はアスピリンを1日1錠服用した群と服用しなかった群とを比較した、51件の臨床試験のデータをメタアナリシスで検討した結果、1日1錠の低用量アスピリンを3年以上服用した人たちは、**何らかのがんと診断されるリスクが25%低下した**と報告している。また低用量アスピリンの常用は、既存のがんが転移し拡散するリスクも低減させたとしている。

■「常用」には重篤な疾患のリスクがある

こんなに安価な錠剤が効果てきめんだという強力な証拠があるなら、みんなが低用量アスピリンを常用すべきではないだろうか。

しかしじつはアスピリンは大きな危険を招くことがあり、無害ではない。

昔のキャッチコピーの通り、たしかに「効果てきめん」だが、体に有害な影響をおよぼ

＊限局性がん：発生した部位以外に転移していないがん。

す可能性があるのだ。
アスピリンは炎症を抑え、血小板の凝集を抑制し、血流を改善する作用が、心臓発作を予防する効果をもたらすと考えられているが、そうした作用は大きな危険もはらんでいる。

血栓を防ぐ効果のせいで出血が止まりにくくなり、**アスピリンの常用が人によっては重篤な副作用を生じる可能性がある**。

イギリスの医学誌『ブリティッシュ・メディカル・ジャーナル』が２０１２年に報告しているように、「心血管疾患をもたない人にとって、アスピリンはメリットを上回るリスクがある」。

研究者によれば、アスピリンはたとえ少量であっても常用すると胃潰瘍《いかいよう》の発症または悪化のリスクを高め、また出血したとき血が止まりにくくなるおそれがある。脳卒中患者、または種類によらず外傷に苦しむ患者は、重度の出血を生じるリスクが高くなる。

そのほか、アスピリンの定期的な服用は消化器官の粘膜を傷つけ、**十二指腸潰瘍や炎症性大腸炎、クローン病などの重篤な疾患を生じることもある**。

ブリガム・アンド・ウィメンズ病院の心臓専門医クリストファー・キャノン博士も警告する。「本来アスピリンを服用すべきでないのに服用している人がたくさんいます。アスピリンは無害と思われていますが、そうではないのです」

ケンタッキー大学ギル心臓研究所で心臓リハビリテーションプログラムのディレクターを務めるアリソン・ベイリー博士は、アスピリンに潜む危険に注意を呼びかける。「**アスピリンの服用を勧めるより、中止を勧めることのほうが多いですね**。アスピリンを薬とも思わず、副作用があるとも考えない人が多いのです。それが、アスピリン療法の最大の問題点です」

ベイラー医科大学の心臓専門医らは、心臓発作の予防目的でアスピリンを常用する7万人の患者の記録を分析し、結果を2015年に報告している。患者の12%がアスピリンを必要としない人たちで、消化管出血と脳出血のリスクを自ら招いていたという。

■「心臓発作」「脳卒中」の既往がある人には推奨できる

アスピリンの心臓発作予防効果を調べるために、ロンドン大学セント・ジョージ医学校の研究者が、参加者10万人以上を対象とした9件のランダム化比較試験のデータを分析した。

結果はアメリカ内科学会の『アナルズ・オブ・インターナル・メディシン』で2012

年に報告され、アスピリンの常用者は心臓発作のリスクが10％低かったが、その一方で重度の消化管出血のリスクが30％高かった。実際、非致死性の心臓発作が2件予防されるごとに、重篤な出血が2件ずつ増えたという。

セント・ジョージ医学校心臓血管科学研究センターのスリーニバサ・セシャサイ博士はこう述べている。「**心臓発作や脳卒中の既往がない人にとって、アスピリンの常用は益より害のほうが大きい**ことを、説得力をもって示すことができた」

これまでアスピリンに潜む危険性は、多くの効果を取り巻く興奮にかき消されていた。だが2014年になると、予防薬としての低用量アスピリンの常用を10年来推奨していたアメリカ食品医薬局（FDA）が、方針を転換してこう警告した。

「FDAは、心臓発作、脳卒中、心血管疾患の既往のない人がアスピリンを予防薬として、つまり『一次予防』を目的として使用することが有効だというエビデンスはない、という結論に達した。そうした人々に対する有効性が確証されていない一方で、脳や胃の危険な出血等のリスクは厳然として存在する」

では、低用量アスピリンを常用すべき人とは、どんな人だろう？

答えは、「まずは医師に相談しよう」ということだ。

どんな薬もそうだが、アスピリンはほかの薬と併用すると成分同士が反応することがある。**とくに強力な抗凝血剤と併用すると、効力を増強させるおそれがある。**アスピリンを飲むなということではないが、必ず医師と相談のうえで服用し、適切なアドバイスを受けよう。

1日1錠の低用量アスピリンの服用が推奨されるのは、心臓発作や脳卒中の既往がある人、冠動脈ステントを留置した人、冠動脈バイパス手術を受けた人、家族歴や体重、生活習慣などの既知の危険因子を考慮して心臓発作の発症リスクが高い人、糖尿病で心臓疾患危険因子（高血圧、高コレステロールなど）をひとつ以上もつ50歳以上の男性と60歳以上の女性である。

逆に、慢性肝疾患や慢性腎疾患の人、1日3杯以上飲酒する人、アスピリンアレルギーの人は、断じて常用すべきでない。また高血圧の人は、血圧を下げることができるまではアスピリンを避けるべきだ。

改めて強調しておくと、**アスピリンにはたしかに驚くべき効果があり、多くの人の健康増進に役立っている。**だがリスクがないわけではなく、どんな人も医師に相談せずにアスピリンを常用すべきでない。

■「食事法」は何がベストか？

さて、次点の2つめは、食事法だ。

健康的な食事が体によいことに疑問の余地はないが、唯一の問題は、「**健康的な食事とは何か**」ということだ。

食べるものに対する体の反応は人によって大きく異なり、誰かにとって健康的なことが、別の人にとっても健康的とは限らない。実際「ダイエット（食事療法）」という言葉は広い意味で使われており、減量目的で一時的に食習慣を変えることと、食品の選び方を永久的にすっかり変えてしまうことの両方を指している。

ダイエットはたしかに効果がある。厳格に実行すれば、一定期間中に一定の減量効果を得ることができる。

だがダイエットにはさまざまな種類のものがあり、まったく健康的でないものもある。一時的なブームを呼ぶダイエットには、特定の食品を避けたり、逆に特定の食品だけを食べるものもある。

ハーバード大学公衆衛生大学院とバトンルージュのペニントン生物医学研究センター

は、肥満患者800人を、心臓の健康によいとされる4種類のダイエットを行う4群にランダムに振り分けた。

うち2種類がカロリーの20%を脂肪分から得る低脂肪ダイエット、2種類がカロリーの40%を脂肪分から得る高脂肪ダイエットだった。またすべての患者に週90分以上のウォーキングを行うよう推奨し、定期的に減量カウンセリングを行った。

参加者の体重減少は、6か月後に4群平均で約5・9キロ、2年後にはすべての患者で4キロ以上になり、胴回りは7・6センチ以上細くなった。

有効なダイエット法が非常に多くあることは研究結果の示す通りだが、**問題は、減った体重をどうすれば長期間維持できるか**だ。

UCLAのトレイシー・マン教授は、アメリカ心理学会の学会誌『アメリカン・サイコロジスト』に2007年に発表した、31件のダイエット研究のメタアナリシスのなかで、次のように報告している。

「(ダイエットをしても)結局は減った体重が元に戻るか、かえって増えてしまった人がほとんどだった。……大半の人は、特定のダイエットをしても長期的な減量効果や健康効果は期待できない」

「地中海式ダイエット」は総死亡率が低かった

また他方では、健康効果が実証された賢明なダイエットを実行して、ライフスタイルそのものをすっかり変えてしまう人もいる。そうしたライフスタイル・ダイエットのなかでいまとくに人気が高いのが、**地中海式ダイエットとパレオダイエット**だ。

地中海式ダイエットは、果物や野菜、穀類、ナッツなどの植物性の食品を中心とし、バターと塩の代わりにオリーブオイル、ハーブ、スパイスで味つけをするというものだ。

パレオダイエットは、旧石器時代の人類が食べていたであろう肉や果実を豊富に食べ、当時手に入らなかった乳製品などの食品を避けるというもの。

これらのダイエットは発祥地は異なるが、どちらもそうした食生活を伝統的に行っていた人たちが健康で長寿だったことを根拠としている。

地中海式ダイエットは、ここ20年以上とくに人気を博している方法だ。もとは、地中海地方に住む人たちが――喫煙者さえもが――**先進国の他地域の人たちに比べ、心血管疾患と心臓疾患の発症率が低い**ことに研究者が注目したのがきっかけだった。

その理由を解明するための研究が数多く行われている。とくに規模の大きなものが、フィレンツェ大学内科外科部門で行われた、地中海式ダイエットの効果に関するメタアナリシスで、合計219万6227人を対象とし、4～20年かけて行われた19件の研究を分析した。

2010年に『アメリカン・ジャーナル・オブ・クリニカル・ニュートリション』に掲載された結果によれば、**地中海式ダイエットをしている人たちは総死亡率が低く、心臓疾患や脳卒中、がん、アルツハイマー病などの重篤な疾患と診断される確率も低かった。**

そのほかの研究でも、心臓発作の発症率が25％も低下するなど、さまざまな効果が明らかになっている。

地中海式ダイエットが、一定の人に一定の期間にわたって効果があるのはまちがいない。ただ、**この食事法の問題のひとつは、大量のオリーブオイルを摂取することだ。**

オリーブオイルの14％が、健康的とは断じて見なされていない飽和脂肪酸である。

また、水銀含有量が高く摂取を制限すべき魚が多く含まれるのも問題だ。

それに食材にお金がかかるため、コスト効率のよい食事法とはいえない。

この食事法が生まれたのは、人々が野で働き、毎日何キロも歩き、ほかの食事の選択肢がなかった、数百年前だということも忘れてはならない。

「パレオダイエット」は穀類と乳製品をとらないのが疑問

パレオダイエットは穴居人《けっきょじん》ダイエットとも呼ばれ、もとはコロラド州立大学の研究者によって、数千年前の人類の食習慣は人類の遺伝的特質に合っているという考えのもとに開発された。

話としては面白いが、ケント州立大学とジョージア州立大学の研究者が生物学分野の専門誌『クォータリー・レビュー・オブ・バイオロジー』で2014年に報告している通り、**体系だった穴居人式の食事法などは存在しない**。

穴居人は住んでいる場所で手に入るものを何でも食べていた。北方では肉の占める割合が高く、温暖な地域では植物性の食品が主体だった。

また、パレオダイエットは穀類と乳製品を含まないが、そのどちらもが適量摂取する分には体によいため、食事から完全に除いてしまうのは健康上問題がありそうだ。

「ビーガン食」が合うか合わないかは人による

動物性食品を完全に排除するビーガン（完全菜食主義）ダイエットは、画期的な健康効果があることが示されている。主な提唱者のひとりに、栄養・健康の分野の草分けとして知られる、高名なディーン・オーニッシュ博士がいる。彼の提唱したダイエットは、実際に冠動脈性心疾患を予防し、血管新生*を抑制し、早期がんへの効果まで示されている。

もっとも、体重を減らす最良の方法といえば、なんといっても食べる量を減らして運動することだ。どんな食事法も、効果の裏に危険が潜んでいる。じつのところ、**健康上のニーズやリスクは一人ひとりちがう**。

それに、最近人気のあるダイエット法は営利目的で考案され、売り込まれているものが多い。「だから悪い」とは一概にはいえないが、大多数の人にアピールするようにつくられているということだ。だが人によって反応はちがうため、大多数の人のなかには、当然合わない人もいるだろう。他方、そのダイエットに含まれないもの、たとえばタンパク質

＊血管新生：新しい血管がつくられる現象。がんが増殖する過程でも起こる。

や炭水化物などを必要とする人もいる。

■どんな「食事法」もエビデンスに欠ける

この本で食事法を推奨しなかったのは、それらが統一性に欠け、**どんな人の減量や健康増進にも効果があるという、確固としたエビデンスに欠けている**からだ。

スタンフォード大学の研究者によって行われ、2007年に『JAMA』に掲載された興味深い研究は、閉経前の過体重または肥満の女性約300人を、人気のある4つのダイエット法を行う4群にランダムにふり分けた。低糖質アトキンスダイエット、中糖質ゾーンダイエット、低脂肪LEARNダイエット（生活習慣も改める低脂肪、高炭水化物食）、超低脂肪ディーン・オーニッシュダイエット（とくに心臓疾患の予防、治療を目的とするもの）である。

1年後の体重減少は、アトキンス群の女性が平均4・5キロ、残りの3群は平均約1・8〜2・3キロだった。アトキンス群にはコレステロール値と血圧の低下も見られた。ただしどの群にも、最大13キロほどの大幅減量に成功した人たちがいた。

この結果を見る限り、**アトキンス法の効果が高そうだが、全体として安全かどうかにつ**

推奨していない。

いては結論は出ていない。低糖質ダイエットは一般に栄養バランスが悪く、またアトキンスダイエットの実践者が深刻な副作用を報告していることもあって、アメリカ心臓協会は推奨していない。

健康的な食事をすれば、心身の健康を大いに高めることができる。

一般にどんな食品が健康的か、どんな食品に問題があるかは、よく知られている。健康的な食生活は、賢明な食生活といいかえてもいい。

多様な食品を適量食べ、タンパク質、炭水化物、脂肪分をバランスよく含めよう。

甘いお菓子やスナック、ソフトドリンクを減らそう。

3食きちんと食べ、間食は大幅に減らそう。

自分に合った食事を知ろう。何を食べると胃もたれするのか、何を食べれば元気が出るのか。

そして何を食べ過ぎているのかを理解しよう。パンや穀類、クリームたっぷりのデザート、それともスナック菓子だろうか？　それらは無理なく減らせるだろうか？

いちばんよいのは、健康的な朝食に始まり、1日3食を規則正しく食べることだ。

自分のライフスタイルに合っていて、人が生きていくために必要なものがきっちりと含まれている食事をしよう。**そして外で運動をし、コーヒーを飲み、合間にナッツを食べて瞑想をしよう。**

健康効果が実証されているものは、ほかにもたくさんある。そのなかには、お酒やスタチン（コレステロール降下剤）、さまざまな種類の統合医療の一部も含まれている。だがアスピリンや食事法と同様、どれも状況によっては危険を伴うことがある。

自分の健康は、自分の手で守るしかない。

タレントのベサニー・フランケルのいう通りだ。

「健康は銀行口座のようなもの。よいものを食べればよい投資になる」

Pick up
研究結果より

「アスピリン」と「食事法」はうまく利用せよ

- つねにアスピリンを持ち歩いていると、命が助かるかもしれない。
- 1日1錠の低用量アスピリンを3年以上服用した人たちは、何らかのがんと診断されるリスクが25％低下した。

・ただし心臓発作や脳卒中の既往がない人にとって、**アスピリンの常用は益より害のほうが大きい**。
・**1日1錠の低用量アスピリンの服用が推奨**されるのは、心臓発作や脳卒中の既往がある人、心臓発作の発症リスクが高い人、糖尿病で心臓疾患危険因子をひとつ以上もつ50歳以上の男性と60歳以上の女性など。
・大半の人は、特定のダイエットをしても**長期的な減量効果や健康効果は期待できない**。
・地中海式ダイエットは一定の人に効果的だが、**大量のオリーブオイルを摂取**することが問題。
・パレオダイエットは**穀類と乳製品を含まない**のが問題がありそう。
・すべての人の減量や健康増進に効果があるという**エビデンスがある食事法はない**。

訳者あとがき

本書の著者サンジブ・チョプラ博士は25年ほど前のある日、ひとつの研究に目を奪われた。

それは膨大な統計的エビデンスをよりどころとする研究で、コーヒーを飲む人は飲まない人に比べ、肝障害を示す肝酵素《かんこうそ》のレベルが大幅に低く、しかもコーヒーを飲む量が増えれば増えるほどレベルは低くなるという、驚くべき因果関係を示唆《しさ》する論文だった。

ハーバードメディカルスクールの肝臓専門医として、世界全体で患者が10億人ともいわれる慢性肝疾患の最先端の治療法を研究してきたチョプラ博士は、こんなに身近なところにカギが潜んでいる可能性に大きな衝撃を受けたという。

博士はこれをきっかけに、生活習慣や環境と病気との因果関係を推定する疫学《えきがく》研究に興味をもち、信頼性の高い情報を多くの人に伝えられないかと考えるようになった。

疫学研究のなかでも、とくに大規模な集団《コホート》を一定期間にわたって追跡する、時間と手間のかかる研究のことをコホート研究という。数十万人規模の集団を何十年もかけて調査することも少なくない。

対象者を選び、あらかじめ健康と関連がありそうな要因（食生活や生活習慣、環境など）を調べておき、その後健康面でどのような変化があったかを追跡することによって、それぞれの要因と病気のリスクとの関連に光を当てようとする。「なぜ」そのような関連があるのかを示すものではないが、それでもすばらしい知見が得られることはまちがいない。

とくにこの手法は、特定の要因と病気に罹患《りかん》した時期の前後関係がはっきりしているため、バイアスが小さく、情報が多く得られ、因果関係を示すエビデンスとしてとくに説得力が高いというメリットがある。

チョプラ博士は、主にこうしたコホート研究とそのメタアナリシス（過去に行われた信頼性の高い複数の研究結果を定量的に統合して改めて分析する手法）をベースとする、エビデンスレベルの高い疫学研究によって健康効果が強力に裏づけられている習慣を5つ選び出した。コーヒー、ビタミンD、運動、ナッツ、瞑想だ。これらを「ビッグファイブ」と名づけ、みずから実践するとともに、家族や医師仲間、患者さん、講演の聴衆に広く勧めているという。それをまとめたものが本書だ。

「これは健康にいい」という研究について、雑誌やネットでよく目にするという方は多いだろう。だが本書のよさは、ハーバードメディカルスクールおよび附属病院の高名な肝臓専門医で、医師の教育にも大きな実績があり、数々の賞によって功績を称《たた》えられているチョプラ博士が、とくに信頼性の高い研究を厳選して、お墨付きで紹介しているという点にある。

一般向けの読み物という性質上、雑誌の号数などの煩瑣な情報は省かれているが、研究者名や学術機関・団体名から年次、参加者数、論文掲載誌名、研究規模の大小など、研究の性質を理解するための周辺情報が丁寧に明示されているため、素人でもそれぞれの情報の信頼度が判断しやすいところも魅力だ。

チョプラ博士自身は、本書のメソッドを「なまけ者の健康法」と呼び、シンプルな点にこそそのよさがあるという。

難しい方法や手順を覚える必要はまったくない。誰でもいますぐに取り入れて、長く続けることができる。また、すでに「ビッグファイブ」のいくつかが習慣になっているという方も、この本を読んでその効果を理解すれば、さらに効果的に継続できるだろう。

これらの習慣は副作用もない。万が一健康効果を示す膨大な数の研究がすべて誤りだったとしても損失は少ないが、仮に一部でも正しければ、ビッグファイブを取り入れないことは大きな損失になるとチョプラ博士は力説している。

最後に、編集作業で大変お世話になり、数々の不備を指摘し訳稿に磨きをかけてくださったダイヤモンド社編集部副編集長の三浦岳氏に、この場をお借りして感謝申し上げたい。

2018年8月

櫻井祐子

［著者］
サンジブ・チョプラ（Sanjiv Chopra）
ハーバードメディカルスクール（ハーバード大学医学大学院）教授。医師。米国内科学会最高栄誉会員（MACP）。ベス・イスラエル・ディーコネス医療センター（ハーバードメディカルスクール附属病院）肝臓科上級医長。毎年150か国8万人の医師を教える、世界で最も学術的に優れた医師生涯教育プログラムである、ハーバードメディカルスクール生涯教育部門の部長を12年間務める。医療現場での臨床判断のツールとして世界60万人以上の医師によって利用されているインターネット上の電子教科書「UpToDate」の肝臓病セクションの編集責任者も務める。ハーバードメディカルスクール優秀教育者賞、ロバート・S・ストーン賞（ベス・イスラエル・ディーコネス医療センターで医師、スタッフ、学生により選出）、米国消化器病学会優秀教育者賞、エリス島名誉勲章など多数の賞を受けている。

デビッド・フィッシャー（David Fisher）
著述家。15冊以上のニューヨークタイムズベストセラーの著書を持つ。

［訳者］
櫻井祐子（さくらい・ゆうこ）
翻訳家。京都大学経済学部卒、オックスフォード大学大学院で経営学修士号を取得。訳書に『CRISPR 究極の遺伝子編集技術の発見』『選択の科学』（ともに文藝春秋）、『OPTION B 逆境、レジリエンス、そして喜び』（日本経済新聞出版社）、『イノベーション・オブ・ライフ』（翔泳社）、『第五の権力』『0ベース思考』『SPRINT最速仕事術』（いずれもダイヤモンド社）など。

ハーバード医学教授が教える
健康の正解

2018年9月5日　第1刷発行

著　者――サンジブ・チョプラ、デビッド・フィッシャー
訳　者――櫻井祐子
発行所――ダイヤモンド社
〒150-8409　東京都渋谷区神宮前6-12-17
http://www.diamond.co.jp/
電話／03･5778･7232（編集）　03･5778･7240（販売）

装丁――――井上新八
本文デザイン―matt's work
本文DTP――キャップス
校正――――円水社
製作進行――ダイヤモンド・グラフィック社
印刷――――慶昌堂印刷
製本――――ブックアート
編集担当――三浦 岳

ISBN 978-4-478-06937-0